只有医生知道：攸关性命的医学常识

吴其颖 著

陈家秀 审订

海峡出版发行集团 | 福建科学技术出版社
THE STRAITS PUBLISHING & DISTRIBUTING GROUP | FUJIAN SCIENCE & TECHNOLOGY PUBLISHING HOUSE

著作权合同登记号：图字13-2019-025

本著作中文简体版通过成都天鸢文化传播有限公司代理，经城邦文化事业股份有限公司原水出版事业部授权中国大陆独家出版发行，非经书面同意，不得以任何形式，任意重制转载。本著作限于中国大陆地区发行。

图书在版编目（CIP）数据

只有医生知道：攸关性命的医学常识 / 吴其颖
著.—福州：福建科学技术出版社，2022.6
ISBN 978-7-5335-6624-1

Ⅰ.①只… Ⅱ.①吴… Ⅲ.①医学－基本知识 Ⅳ.
①R

中国版本图书馆CIP数据核字（2022）第009588号

书　　名	只有医生知道：攸关性命的医学常识	
著　　者	吴其颖	
出版发行	福建科学技术出版社	
社　　址	福州市东水路76号（邮编350001）	
网　　址	www.fjstp.com	
经　　销	福建新华发行（集团）有限责任公司	
印　　刷	福州万紫千红印刷有限公司	
开　　本	700毫米×1000毫米　1/16	
印　　张	13.5	
图　　文	216码	
版　　次	2022年6月第1版	
印　　次	2022年6月第1次印刷	
书　　号	ISBN 978-7-5335-6624-1	
定　　价	48.00元	

书中如有印装质量问题，可直接向本社调换

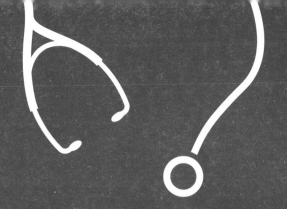

目录

C
O
N
T
E
N
T
S

专文推荐
医生关心每一个患者，也关心每一个健康的人＼陈家秀——1
轻松提升医学知识，化解医疗的难题＼陈彦元——4

作者序
亲和力十足的网红医生，将艰涩难懂的医学知识
转换为人人都能理解的语言＼吴其颖——7

第一章　关于医学，这些重要的事情没有人教

1.1 一刻都不能等：出现这些症状得马上去急诊——10

头部症状——11　　腹部症状——17
脸部症状——13　　四肢症状——19
喉咙症状——14　　重大创伤——21
胸部症状——16

1.2 不怕一万只怕万一：必学基本急救技巧——22

患者失去呼吸及心跳：CPR 心肺复苏术——22
心肺复苏术专业版——叫叫 CABD——24
心肺复苏术简易版——叫叫 CCC+AED——27
被食物噎到怎么办？速学海姆利希手法（Heimlich Maneuver）——29
患者全身不停抽搐：癫痫大发作的处理——31
常见外伤处理原则——35

1

1.3 来到医院，不可不知的"潜规则"——42

急诊不是先到先看：急诊的就医分级制度——42

什么！你们调不到其他医院的资料——44

可以住院吗？怎么可能没有床位——46

检查／治疗同意书的签署——47

想跟保险公司申请住院保险金，该注意什么——48

1.4 医疗知识不对等，导致这些误会经常发生——50

大医院果然比较厉害，之前的医生都没有诊断出来——50

医生，我两天前开始吃你开的药，现在反而更严重了——52

之前打了流感疫苗，结果3天后就中标——55

大众的期待 vs 医生的期待，往往是不一样的——57

1.5 能了解疾病状况的神奇词汇——"预后"——61

这个疾病"预后不错"，你们不要太担心——64

这个疾病"预后不好"，你们要有心理准备——65

1.6 安宁缓和医疗：谈"善终"的重要性——67

人生最后的医疗难题——69

何谓安宁疗护——74

DNR（不施行心肺复苏术）的重要性——75

为人间遗留大爱：器官捐赠——77

1.7 防患于未然：健康检查与保健食品是必要的吗——80

自费健康检查如何抉择——80

保健食品千百种，该怎么挑怎么吃才不会踩雷——83

假新闻满天飞，网络上的资讯如何分辨——84

2.1 恼人的头痛—— 88

小心掉进"偏头痛"的陷阱—— 88

不是偏头痛！？那病因是什么—— 89

紧张型头痛预防小技巧—— 91

预防丛集性头痛小技巧—— 93

2.2 胸闷、胸痛，是不是心脏出了问题—— 96

原来这些原因都会胸口闷痛—— 96

安定自主神经，你可以这么做—— 104

胸闷乱服舌下药物，小心二次伤害—— 104

2.3 腹部好痛，是不是吃坏肚子了—— 106

胀气好难受，该如何缓解及预防—— 107

2 种胀气要特别小心—— 108

能不能吃东西？急性胃肠炎指南—— 109

预防胃肠炎，你可以这么做—— 110

阑尾炎一定要开刀吗—— 111

阑尾炎手术后的保健方法—— 113

2.4 常见肌肉骨骼疼痛解析—— 115

抽筋好痛苦！除了补充钙片之外，该怎么办—— 116

长期令人困扰的背痛—— 118

免疫细胞攻击自己人：浅谈自身免疫疾病—— 122

预防／罹患自身免疫疾病，你可以这么做—— 124

2.5 打喷嚏、皮肤痒：令人烦躁的过敏—— 125

为什么会过敏—— 125

过敏的多样性：原来这些不舒服都是过敏—— 126

孩子有这些症状，要怀疑是不是过敏体质—— 127

过敏虽然难以根治，却能很好地控制—— 128

过敏原无处不在、无孔不入：过敏的预防—— 130

过敏也可能致命：过敏性休克—— 132

2.6 我好像发热了，该怎么办—— 133

发热，是对抗病原体的正常现象—— 133

吓坏父母的"儿童高热惊厥"—— 137

第三章 这些常见的"疾病"，知己知彼即百战百胜

3.1 感冒与流感，常见却可能致命—— 142

感冒 VS 流感：综合比较表—— 143

感冒滥用抗生素，小心超级细菌的产生—— 143

"奥司他韦"是什么？接种"流感疫苗"真的有效吗—— 144

感冒流感不可怕，"重症"才可怕—— 147

预防流感／感冒并发重症，你可以这么做—— 147

3.2 独自欣赏黑夜的美：失眠怎么办—— 149

长期睡眠不足，对身体有哪些影响—— 149

难以入睡还是浅眠？失眠形态大不同—— 150

不想吃药怎么办？"睡眠卫生"是救星—— 151

安眠药该怎么吃？会不会成瘾—— 153

戒除安眠药，你可以这么做—— 155

3.3 睡眠不足时便反复发作：烦人的疱疹—— 156

嘴唇上的水疱：单纯疱疹—— 156

身上长了疱疹，该怎么做—— 159

长一片的"皮蛇"：带状疱疹—— 160

这种疱疹不会传染：奇痒无比的汗疱疹—— 163

3.4 高龄社会的隐形杀手：骨质疏松症—— 165

你的骨质，每年都在流失—— 165

骨质疏松，有这些可怕的后果—— 167

赶快行动，这些方式可以预防骨质疏松—— 168

预防骨质疏松及相关伤害，你可以这么做—— 169

市面上钙片那么多，该怎么挑选—— 169

常见钙片种类成分大比较—— 170

3.5 十大死因之首：恶性肿瘤（癌症）—— 171

为什么会得癌症？古代人很少有这种病啊—— 171

肿瘤 vs 癌症—— 172

得了癌症，我还有救吗—— 174

解开迷惑：原来每一种癌症都不一样—— 174

听说癌症的治疗，比癌症本身更可怕—— 175

面对癌症，你可以这么做—— 177

与网友对话：癌症的现代医学观点—— 178

第四章 医保制度下的聪明就医

4.1 小病看诊所，大病看医院—— 186

每个人心中的"名医"，其实大相径庭——186

4.2 就医关键 5 分钟：患者如何有效就诊——189

患者如何有效就诊——189

与医生对话的重点：这些资讯务必让医生知道——190

问诊信息清单参考——193

4.3 西药安全吗？吃多了会不会透析——195

西药如何研发制作？药物的临床试验简介——195

你吃进胃里的药，竟然比糖果便宜——197

药物的"学名"及"商品名"差异——198

药物千万不能跟这些食物一起吃——199

肝肾功能不佳，一定要跟医生说——201

药物"伤肝""伤肾"吗——203

吃完药发现对药物过敏，该怎么办——203

碰到药物过敏，请你这么做——204

食物可以共享，但药物不行——205

如何处理废弃的药品，药品回收 6 步骤——206

特别收录

医学科普视频　3 分钟速懂医学 & 用药保健——208

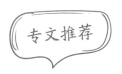
医生关心每一个患者，也关心每一个健康的人

对于某种症状和疾病，患者需要了解哪些医学知识？医生又是怎样进行思考的？搞清楚这些问题，对普通人大有好处。

陈家秀

福州市第一医院老年医学科主任医师 / 福州市医学会老年医学分会副主任委员 / 福建省医学会内科学分会委员

在收到出版社让我给一本医学科普图书作序的邀约的时候，我对这本书的书名是颇有些好奇的，如何把"攸关性命"的医学科普化，把医学中复杂的概念和艰深拗口的医学专用名词通俗易懂化，对医学科普来说是件困难的事。但本书的作者吴其颖医生做到了！

通读全书后，我十分认可本书作者为大众的健康所投注的心血。书中写出了许多临床医生希望患者们了解的医疗规则和医学常识，并积极向患者传递了临床诊疗的思维逻辑。有助于促进患者在就医过程与医生的有效沟通，减少对医护诊疗的误解，消除不必要的医患矛盾，更有效地利用好有限的医疗资源。我想这也是本书名为"只有医生知道"的用意所在吧。

在数十年的临床工作中，我遇到过太多因为对简单症状毫不在意，或因一时疏忽错失了治疗黄金期的患者；也曾遇见过度紧张，没什么问题却自己瞎吃药吃出毛病的患者……那些笃信民间验方和秘方能救命，或者是从网络上了解了一些医学知识，就自认为可以"代替"医生来检查诊治，最后把病情搞得更糟的患者更是屡见不鲜。这类的患者往往并不会意识到自身医疗知识的匮乏，无形中增加了整个社会的治疗成本，占用了公共的医疗资源，而作为医生，我们多么希望能够把医疗资源更多地用在真正需要帮助的患者身上。

与其他职业从业者希望顾客越多越好不同，每一个有责任心的医生，都期望自己的顾客（患者）越少越好！为了能达到最佳的治疗效果，医生在每个患者有限的问诊时间里，都要向患者和家属传递尽可能多的正确的医学知识。每当这时候，我特别想有一本书能把平时需要向患者讲解的那些常识传输给他们，让更多患者知道就诊时如何选择科室和医生、如何能在最少的时间里向医生完整地表述好病情、如何让医生能更有效地治疗自己最迫切需要解决的病情……还包括能不能出院、该不该买保健品等问题，总之患者在医院中遭遇到的种种问题，如果能从医生的角度加以解答，那么将极大地提高医生的工作效率和患者的满意度，最终让更多的患者因此而受益。

吴其颖医生所写的这本书中，提到了诸多普通人的医疗知识盲区，读者朋友如果能够仔细阅读本书，学习其中的知识和技巧，那么不仅能够防患于未然，更好地照顾自己的身体，也能在家人或者自己患病时，从患者的角度配合医生实施最佳的医疗方案。

作为医生，我们深知面对复杂的人类疾病，多数时候并不能做到老百姓所想象的那样手到病除，医学所能解决的问题其实极其有限。正如特鲁多医生所说的，医生的工作"有时是治愈，常常是帮助，总是去安慰"。本书中还提到了如何理性看待患者（自己或家人）的治疗方案、在面对难以治疗的疾病和难以克服的痛苦时该有怎样的认识……这些只有医生才能分享给患者的知识和感受，在给患者带来内心的治愈的同时也能对疾病的治疗起到积极的作用。

很高兴能看到医疗界的年轻人有这样的干劲，把医学科普工作做得这么好，希望本书的出版能让更多的老百姓受益。

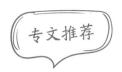

轻松提升医学知识，化解医疗的难题

除了可以更清楚地厘清自己面对的医疗问题，也可以更积极地关心自己的身心，增进自己的健康行为。

陈彦元

台湾大学医院教学部主治医师兼副主任／台湾大学医院健康教育中心主任
／台湾大学医学院医学系教授

虽然认识本书作者已久，但前阵子意外发现这名学生，竟然就是网络上鼎鼎大名的"苍蓝鸽"后，我实在大感惊讶！

大约是 2009 年的夏天吧！我接到前院长的电话，提到要对今年刚通过大学入学学科能力测验而录取台大医学系的几位新生，进行一系列关于医学人文的体验学习课程，内容针对著名历史人物的生平事迹及其贡献，做详尽的回顾与讨论，并结合实际情境体验，仿佛在同一个时空与该人物进行对话。这在当时的医学教育，是一个空前的创举，我有幸被前院长指定要来带这第一批的台大医学系学生，对当时仅仅是助理教授的我，真是莫大的荣幸，我也很开心地接下这个任务。而"本书作者"就是这第一批优秀学生的其中一位。

如同多数的台大医学系学生一样，本书作者聚精会神、振笔疾书地写下所有老师讲话的重点，对于老师的提问，单手托腮、若有所思，也会适切地提出自己的看法，并总是效率地完成同僚或老师交办的任务。他就是那种……虽然不会特立独行，但是一定会让师长印象深刻的学生。

时间快速地挪移到 2016 年秋天之后。2016 到 2017 年这一段时间，本书作者以优异的成绩通过台大医院竞争激烈的甄选，成为了台大医院不分科的受训医师，而我当时正协助与督导台大医院不分科医学训练的进行，彼此间学生与老师的关系继 2009 年之后再度出现。

犹记得某日下午，协助该业务进行的行政人员何小姐，突然大声且惊讶地问我："陈医师，你知道'苍蓝鸽'吗？"我答："什么'苍蓝鸽'？我知道有和平鸽。（是的。我虽然研究伦理与媒体，但是对于媒体上有什么重要人物，并不是很了解。）"

一阵惊呼声之后，何小姐说："苍蓝鸽，就是我们的……"一群人接下来围着电脑，看着"苍蓝鸽"制作的医学短片。自此，"苍蓝鸽"终于在我的生活中正式登场，想不到网络红人"苍蓝鸽"是我的学生呢！实在与有荣焉。

不久前，"苍蓝鸽"在医院的长廊上遇到我了，一如往常打了招呼。但是，那次他却停下脚步，腼腆地问我（他总是看起来腼腆的样子）："老师，可不可以帮我的新书写一篇推荐序？"我压抑内心的兴奋（当台大医学院的教授，要冷静！），问道："是什么样的书呢？"

我细细地读过本书的文稿，发现这只"苍蓝鸽"真是不简单！他把一般医学的精髓，有条不紊地通过该书呈现，除了实用的临床医学面向（例如：失眠、感冒、头痛等），更涵盖了大众所陌生的医疗社会学领域（例如：潜规则、医疗知识不对等、谈善终等）。作者以流畅的文笔，配合浅显易懂的文字与图片，让读者可以通过他的描述，了解复杂难懂的一般医学知识。没有医疗背景的读者可以通过阅读该书，提升健康素养，更容易了解自己身体的状况、了解医疗人员的语言、了解医疗机构的运作。

即便是已经具备医疗背景的专业人员，通过阅读本书，对于更新自己的专业知识亦有莫大助益，甚至于可以帮"苍蓝鸽"看看该书有没有未尽之处，作为未来"苍蓝鸽"再版本书的重要依据。

最后，身为"苍蓝鸽"的老师，又应邀来写序文，一定还是要尽责宣传一下。在阅读过本书文稿之后，我诚心地向大家推荐这一本书，它具备浅显易懂与提升医学知识的特质。相信读完本书，当面对身体不适、或是进到医疗机构就诊时，不会再手足无措。除了可以更清楚地厘清自己面对的医疗问题，也可以更积极地关心自己的身心，增进自己的健康行为。

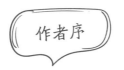

亲和力十足的网红医生，将艰涩难懂的医学知识转换为人人都能理解的语言

吴其颖

（台湾大学医院医师）

"医学"与每个人的生活息息相关。拥有正确的医学知识，不但能够对许多疾病防患于未然；在面对自己或亲朋好友患病时，更能保持理性面对疾患，并适时伸出援手，有效解决问题。

许多患者轻忽了"急症"的前兆，而错失了治疗的黄金期。如70岁的老奶奶突然半边脸麻，却没有意识到自己已然脑卒中。50岁的张先生胸口闷痛却未及时就医，后续并发严重心肌梗死而不治。相关的例子不胜枚举，令人惋惜。

然而，在网络科技十分发达的年代，要取得正确的医学知识却也不如想象的容易。虽然搜寻引擎可以让老百姓能轻易撷取相关的资讯，但假新闻、假消息也利用网络充斥于各大网页与版面。

在各式误导的假消息中，与医药相关的假新闻占了这类资讯的大宗，而背后的原因正是因为庞大的商机及利益。这类假新闻的起手式往往是先抨击现代医学的做法，误导老百姓现代医疗"治标不治本、伤肝又伤肾"，然后将重点转向人体神奇的自愈能力，强调只要顺着他们的方法，购买相关"纯天然""富含能量""某医学博士认证"的产品，便可以达到排毒、提高免疫力、治愈疾病之效。

这类广告常常夸大不实，而许多重病患者的内心又较为摇摆不定，便容易受其吸引而购买相关产品。更有甚者，病患花了大把金钱购买商家产品，却不愿接受正规治疗，结果原本可以痊愈的疾病迅速恶化，病患最终被送回医院时，却已回天乏术。对此，医生也只能摇头叹道："数百年来多少医生及科学家，对于疾病所做的努力，竟然完全比不上商人的话术……"

有鉴于此，我还在就读医学系时便下定决心，一定要将所学的正确医疗观念分享出去。但要将艰涩难懂的医学知识转换成老百姓都能理解的语言，并不是件容易的事。于是每当面对病患时，我都试着利用比喻法与生动的形容，将难懂的学术名词解释给病患和家属了解。

例如在解释"流感疫苗可以显著减少重症发生的机会，但不能百分之百预防流感"时，我就会说"我们把流感这个疾病比喻成车祸，而流感疫苗就像安全带一样。虽然安全带不能完全预防车祸的发生，但是它却可以保护你在车祸发生时不致重伤。"

病患及家属听完恍然大悟，了解施打流感疫苗的好处。如此不断操作演练下来，也常常收到患者的回馈："医生我觉得你讲得好清楚，我多年来的疑问，终于搞懂了！"

这本书正是此种精神的延伸。本书中，我将告诉你攸关性命的关键医学常识，包括身体出现何种症状时该提高警觉并迅速就医、助人助己的紧急救命术详细解析，以及外伤不适的即刻处理原则。了解这些医疗知识，可以有效减轻 80% 的疼痛及危机！

此外，我更将老百姓生活中常遇到的不适及疾病整理成册，如过敏、失眠、骨质疏松、头痛、胸痛、腹痛、筋骨酸痛等，以普通人的角度出发，分享这些不适常见的病因与自我处置方式。有了这些概念，让你生病时也能自我因应缓解，而非看医生吃药不可。除此之外，更与读者分享就医观念、就医迷惑，以及与医护人员沟通的技巧。我一直认为，如果医患双方能够互相理解，则共同面对疾病时，成效一定事半功倍。

这本书，是笔者从事医疗工作以来所学所做、所思所感的浓缩和精华。相信读者们阅毕后，对于身体健康的掌握、身体不适的应对及医患沟通的促进，都会有非常积极正面的提升！

第一章
关于医学，这些重要的事情没有人教

在医学院的学习生涯中，每当获取到日常生活中实用的医学观念或知识时，我的第一个念头往往是"如果社会大众都知道这个概念就好了"。怎么说呢？

举例而言，有许多老百姓轻忽了"中风"的前兆，而延误了就医的时间，等到确诊时已经过了治疗黄金期。又或者病患在 A 医院做了脑部的影像检查，并前往 B 医院咨询第二意见，却因为没有将检查档案一并带去而白跑一趟，以至于医患双方徒费时间。也有患者在临终之时，家属因不了解"安宁缓和医疗"能够提供的协助，而坚持不签署"不实施心肺复苏术"同意书，造成患者临终时还饱受插管、CPR 压胸、电击之苦。

以上种种例子不胜枚举。许多医疗上的悲剧或不幸，往往只需要大众有一些最基本的医学概念就能避免。偏偏在日常生活中，老百姓并没有适当的渠道可以接触这一块。在本章节，我会将这些"老百姓务必知道的医疗知识 / 常规"统整起来，并配合笔者在临床服务的所见所闻让各位理解。期许大家阅读完后，除了对于重大疾病的不适征兆有更好的掌握度，更能理解在现今医疗环境下，如何所作所为才能创造医患双赢！

一刻都不能等：
出现这些症状得马上去急诊

脸
- 突然上眼睑下垂、视力模糊、看东西出现两个影子。
- 半边脸歪、脸麻。
- 嘴角歪一边、说话不清楚，甚至说不出话。
- 视野中突然出现许多飞蚊、形状似云状斑点或蜘蛛网，并伴有闪光。

头
- 突发性的剧烈头晕或眩晕、头痛、呕吐。
- 意识不清、昏迷、叫不醒。

喉
- 异物卡住(如鱼刺)。
- 呼吸困难。

胸
- 心：患者有心脏病病史。
- 痛：胸口闷痛、压痛感，像颗大石头压在胸口上。或是突发性的强烈刺痛感。
- 转：胸痛转移到肩膀、下巴，甚至是背部。
- 冷：痛到会冒冷汗。
- 气：呼吸困难，甚至喘不过气。

腹
- 突发性或持续性的腹部剧烈疼痛。
- 吐血、或解出大量黑便／血便。

重大创伤
- 意识不清。
- 大量出血。

凡事都有分"轻重缓急"，疾病自然也不例外。许多属于"急症"的疾病，一旦延误就医，常会造成组织不可逆的坏死、严重细菌感染引发败血症，甚至大出血导致生命危险。因此，本节将会从头部、脸部、喉部、胸部、腹部、四肢到重大创伤，依序为各位介绍出现哪些症状时，务必马上前往就医，不可拖延!

头部症状

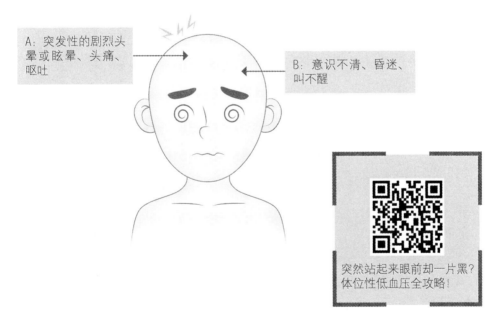

A：突发性的剧烈头晕或眩晕、头痛、呕吐

B：意识不清、昏迷、叫不醒

突然站起来眼前却一片黑?
体位性低血压全攻略!

症状解说

　　● 突发性剧烈头晕／眩晕：头晕及眩晕是两种不同的症状表现。

　　最简单的区分方法为：会不会天旋地转。如果眼睛看到外界天旋地转，称为眩晕（vertigo），通常伴随着恶心呕吐的症状；反之如果单纯是头重重的不舒服感，则为头晕（dizziness）。眩晕通常跟内耳的平衡系统出问题有关，甚至是往上的中枢神经系统出现病灶；而头晕的原因则非常多，如睡眠不足、压力大、感冒、感染、脑卒中、脑部器质性病变等。

如果头晕及眩晕不严重，可以考虑下表的自我处理方法，若无明显改善再至门诊求诊；如果是突发性剧烈头晕／眩晕，无法维持身体平衡，甚至伴随肢体无力、说话模糊、胸闷胸痛、意识不清等症状，则务必赶紧就医。

● 突发性剧烈头痛：若之前无头痛相关病史，又发生突发性剧烈头痛，须小心出血性脑卒中、蛛网膜下腔出血等可能性，需尽快就医。尤其是蛛网膜下腔出血的头痛，常被患者称之为"雷击般的剧烈头痛"。

● 意识不清：此症状发生务必先确定生命征象，而后赶紧送医。糖尿病患者出现意识不清要先想到是否为低血糖造成？若是姿势变换（例如从床

● 有用的医学知识：头晕／眩晕的自我缓解方式

● 闭目养神：通常闭眼休息能让症状有效缓解。
● 至阴凉的地方休息：炎炎夏日，头晕常常与中暑有关。因此若是在大热天活动后头晕，要想到有中暑的可能性。宜移至阴凉地并补充水分。
● 减少咖啡因及酒精的摄取：咖啡因及酒精皆有可能诱发症状的产生。
● 补充糖分：有在服药的糖尿病患者可能因低血糖而导致头晕，如果是这种情况，及时补充糖分能够显著缓解症状。
● 服用抗组胺药：抗组胺药对症状有一定的缓解效果，唯务必先咨询过医生或药师相关使用方式。若使用抗组胺药后，仍未缓解建议及早就医。
※ 如果读者的头痛是较慢性、长期的问题，请参考本书第90页，内有许多实用的资讯哦！

上坐起来、从椅子上站起来）后发生的头晕昏厥，则可能是姿势性低血压所造成，可先让患者平躺后看看有无改善，没有改善则立即送医。

脸部症状

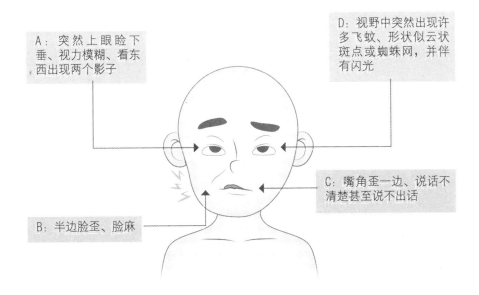

A：突然上眼睑下垂、视力模糊、看东西出现两个影子

D：视野中突然出现许多飞蚊、形状似云状斑点或蜘蛛网，并伴有闪光

C：嘴角歪一边、说话不清楚甚至说不出话

B：半边脸歪、脸麻

症状解说

● A、B、C 皆为脑卒中的表现。脑卒中为脑部的血管发生阻塞或破裂，造成该血管支配的脑区缺氧进而坏死，因此会造成该脑区支配的肢体发生感觉／动作的异常，例如半边脸歪嘴斜、视力模糊、咬字不清、半身无力等。脑卒中为非常重要的急症，需紧急的医疗介入。临床上常见到有的老人家脑卒中的症状已经非常明显，患者却不知其严重性，觉得"再观察看看就好"，常常一观察就错过了脑卒中的黄金治疗期。

● D则是视网膜剥离的典型症状。视网膜是眼睛后方的一层薄层细胞，能将外界传进来的光转换成电讯号，再传入脑中。由于没有痛觉神经，因此视网膜剥离时并不会感到疼痛。

50岁以上年长者、高度近视者、有相关家族史、有眼睛外伤或眼内炎症史、早产儿等人群都是视网膜剥离的高危群。

确诊视网膜剥离后，需眼科手术尽快介入修补。若延迟就医恐使视力严重恶化，甚至接近失明，即使之后接受手术，效果亦不如早期发现时及时治疗来得好。

💗 医学急救站：脑卒中就医的"黄金时间"

◆ 脑卒中可粗略地分为缺血性中风和出血性脑卒中。主要就是以脑血管阻塞或是破裂来区分。若是缺血性脑卒中，在脑卒中发生后 4.5 小时内，医生会评估是否可以给予患者血栓溶解剂，以打通血管，对未来症状的恢复会有帮助。

◆ 然而若因延迟就医而超过 4.5 小时，血栓溶解剂便不适用（可以理解成这时脑细胞已经死的死伤的伤，给予血栓溶解剂不但没好处，还会增加出血的风险），所以一直强调"怀疑脑卒中务必赶紧就医"就是这个原因。

喉咙症状

症状解说

● 异物卡住：每当鱼刺等异物卡喉时，许多人会习惯"吞一口饭试试看"。但是我要特别强调：这是坊间流传甚广的错误做法。若是吞咽的固体食物将鱼刺往更深的位置推入，有可能会伤及重要的神经血管，甚至卡在喉咙深部，引发致命的细菌感染。

※ 正确的做法是：停止进食，并就近寻求耳鼻喉科医师的协助。因大部分异物会卡在扁桃体、舌根底部等部位，若是张嘴看得见，则可以直接夹出。若是在更深的位置，普遍会先以X线定位鱼刺，再以喉镜或是胃镜取出。切记若持续有异物感务必尽快就医检查，临床上患者拖到需开刀治疗，甚至最终伤及食管旁大动脉而致死的案例都有发生过。

● 呼吸困难：造成呼吸困难的原因很多，与喉部相关的因素，有异物哽塞、喉痉挛等。呼吸困难是急症之一，务必赶紧就医进行相关的检查。

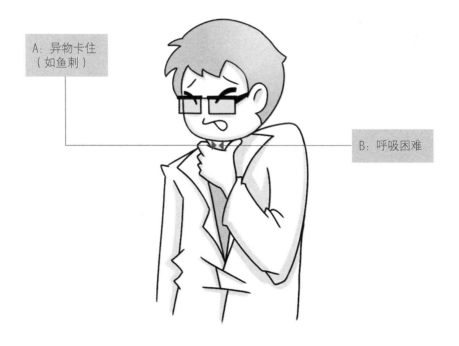

A：异物卡住
（如鱼刺）

B：呼吸困难

　　关于喉咙卡到鱼刺，网络上流传着许多错误的方法，如喝醋软化鱼刺、吞饭、以手指抠挖、催吐等。首先，一般家庭使用的食用醋并没有软化鱼刺之效；而吞饭以及手指抠挖都有可能将鱼刺埋得更深；其次，催吐不但没帮助，呕吐物（液）还可能灼伤食管或引发吸入性肺炎。总之就近寻求耳鼻喉科医师协助才对。

网络流传"喉咙卡到鱼刺"错误的处理

▲ 一般家庭使用的食用醋，并没有软化鱼刺的作用。

▲ 吞咽固体食物会将鱼刺往更深的位置推入，有可能会伤及重要的神经血管。

▲ 用手指抠挖，无法深入正确位置，或许还会将鱼刺埋得更深，甚至卡在喉咙深部，引发致命的细菌感染。

▲ 催吐不但没帮助，呕吐物（液）还可能灼伤食管或引发吸入性肺炎。

※ 若是发生异物吞入务必尽快至医疗院所检查，医生会评估吞入物的大小、性质及毒性决定后续的处置方式，如住院密切观察、做胃镜取出等。

胸部症状

症状解说

　　胸痛的原因很多，大部分的胸痛并非紧急。但如果胸痛是心脏或是肺部的原因所造成，一旦拖延治疗很可能导致立即出现生命危险，则千万要注意。在此有胸痛必学五

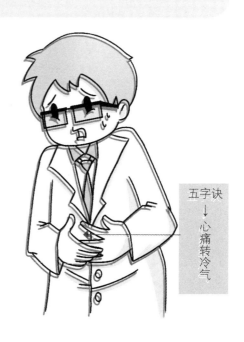

五字诀
↓
心痛转冷气

字口诀**"心痛转冷气"**要传授给各位，若是胸痛的症状符合这五项特征之一，则为急症的可能性大大提升。

- 心：患者有心脏病病史。

- 痛：胸口闷痛、压痛感，像是一颗大石头压在胸口上。或是突发性的强烈刺痛感。

- 转：胸痛转移到肩膀、下巴，甚至是背部。

- 冷：痛到会冒冷汗。

- 气：伴随呼吸困难，甚至喘不过气。

若是胸痛伴随这五大症状之一，务必立即就医不可拖延。

💗 **医学急救站：** 胸痛别忽视

◆ 关于胸痛的详细介绍，包括急性胸痛、非急症的胸痛以及如何预防相关疾病等，可再详阅本书第 2.2 节（详见第 98 页）。

腹部症状

症状解说

- A：突发性或持续性的剧烈腹痛，依其位置有多种可能。如右上腹痛可能是胆囊或胆管相关问题；上腹痛可能是胃炎或胃痉挛，或是胰脏相关疾患；右下腹痛可能是阑尾炎（详见本书第113页）；左下腹痛可能是大肠憩室炎；肚脐周围或下腹痛可能是肠道发炎或缺血引起的疼痛，若是女性也可能是卵巢、输卵管等相关疾患。无论是何种疾病，只要是剧烈且持续性的腹痛，加上没有随着时间而好转，都建议赶紧就医检查。

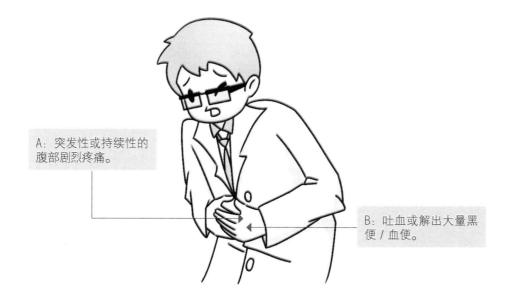

A：突发性或持续性的腹部剧烈疼痛。

B：吐血或解出大量黑便／血便。

● B：肝硬化的患者或是有胃溃疡、十二指肠溃疡病史的患者，如果遇到吐血或解出大量黑便、血便（注1）的状况就要特别小心。肝硬化的患者因为常有食管静脉瘤的产生，若静脉瘤破裂则会大量出血，造成吐血或血便。消化道溃疡的患者若没有控制好，胃酸等消化液将可能破坏血管，亦会造成大量出血。

● 此外，若男性出现单侧睾丸、腹股沟的突发性疼痛且逐渐加剧，或是女性出现突发性的骨盆／下腹部疼痛，皆有可能为生殖器官相关的急症。在男性为睾丸扭转，女性则为异位妊娠或卵巢、输卵管相关问题（最近有性行为者要特别注意），若未及时处理则有不孕甚至可危及生命。

注1：黑便即黑色的大便，起因是血液在胃酸作用下颜色会变深；而血便则是血液呈深红色或鲜红色是未与胃酸作用就排出的结果。因此"解黑便"常是上消化道（食管、胃、十二指肠）的出血；而"解血便"则常为下消化道（结肠、直肠、肛门痔疮）的出血。但如果是上消化道大量出血时，由于血液来不及与胃酸作用，仍可能以血便方式解出。

四肢症状

症状解说

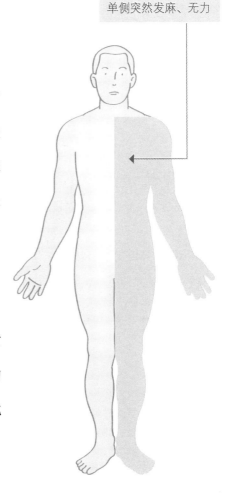

单侧突然发麻、无力

● 突发性的身体单侧麻或无力：与脸部症状的 ABC 一样，皆是脑卒中的表现。与脸部症状不同的是，通常肢体麻或无力的症状自己会先感觉到，旁人未必能够知情。

也因此在没有旁人提醒的情况下，患者常常会想说"再观察看看好了"，但常常一"观察"就错过了脑卒中的黄金治疗期。也因此，读者们对于中风的种种症状必须有相当高的警戒心，如此才不会错失就医的宝贵时机。

脑卒中辨识口诀——笑笑僵尸会说话

"笑笑僵尸会说话"是台大医院的蔡力凯医生自创的简易口诀，指导老百姓如何简单快速地辨识患者是否发生脑卒中。

● 笑笑：请患者微笑，观察是否有一边嘴角下垂，笑容不对称的情形。

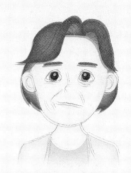

● 僵尸：请患者像僵尸一般，将双手向前平举，观察患者是否有单侧无力，该侧手臂无法支撑，而倾斜身体代偿的状况。

● 说话：请患者说一句话，观察是否有发音咬字不清，甚至说不出话的情况。

※ 如果有出现上述的任一情况，则患者有7成概率已经脑卒中，务必赶紧送医。

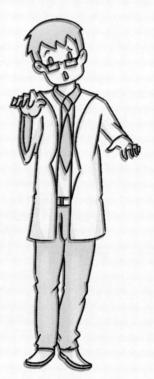

重大创伤

症状解说

● 意识不清：若是头部受到撞击后意识不清，可能是外伤造成脑震荡、甚至有脑出血的可能，务必赶紧将患者送医检查。

● 大量出血：血液负责将氧气与养分供应至全身的细胞。因此若大量出血，人体重要的器官将得不到充足氧气与营养的供应。

一般正常情况下，人体的血液占体重的 7% 左右。亦即一位 70 千克的人，体内的总血量5000～6000 毫升。若是一次性失血超过 15%（约 750 毫升），则会开始有心跳加速、呼吸急喘、神情焦虑等症状出现；若一次性出血超过1 / 3（1500～2000毫升），则有立即输血及输液的需求，否则会有生命危险。

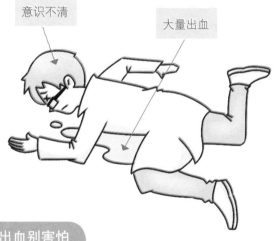

意识不清

大量出血

有用的医学知识： 遇到出血别害怕

　　根据《中华人民共和国献血法》，血站对献血者每次采集血液量（也可以理解为失血量的安全线）一般为 200 毫升，最多不得超过 400 毫升，两次采集间隔期不少于 6 个月。献血的体重标准定在男性 50 千克、女性 45 千克以上。

不怕一万只怕万一：
必学基本急救技巧

医学上，有许多至关重要的急救技巧。今天一位心脏病发的患者摔倒在路边，研究已指出：患者每晚一分钟接受 CPR 心肺复苏术，就会失去 10% 的存活率，急救术的重要性可见一斑。但同时，我们也希望急救术不要是太"实用"的技巧，因需要急救的场面当然是越少越好。想想看，如果学会急救术，这个技能在日常生活中竟然很"实用"的话，只能说这位学员是柯南附身了。

虽然不实用，但只要一生中遇到一次急救场面，本节内容便有了无限的价值。以下会依序介绍 4 个与一般老百姓最相关的急救技巧。分别是患者失去呼吸心跳的 CPR 心肺复苏术、噎到时可以使用的海姆立希手法、遇到患者癫痫发作时的处置，以及常见外伤的处理原则。盼读者看完及（头脑中）实地演练后，未来碰到相关情景都能适时地伸出援手。您拯救的可能不只是一个人，而是一整个家庭，以及无限的希望。

患者失去呼吸及心跳：CPR 心肺复苏术

心肺复苏术顾名思义，就是短暂以人为的方式代替"心脏"以及"肺脏"的功能，并辅助患者心肺功能的恢复。CPR 的口诀随着急救术的研究成果而不断更新，已从数十年前的"叫叫 ABC"更改为专业版"叫叫 CABD"以及较简易的"叫叫 CCC+AED"。

心肺复苏术，简单来说就是要拯救患者的大脑与心脏。当患者没有呼吸或脉搏的时候，血液便无法将氧气送到大脑。一旦大脑缺氧超过 5 分钟，脑细胞便会开始受损；如大脑缺氧超过 10 分钟，就会开始造成严重且不可逆的脑部伤害。心脏缺氧一段时间，一样会不可逆地失去自主心跳功能。

 医学急救站： 用好 AED 能救人一命

AED 自动体外心脏除颤器

AED 是 Automated External Defibrillator 的缩写，简单来说就是"自动体外除颤器"。由于 AED 是设计给一般老百姓使用，因此操作上十分容易，只需 4 个步骤，您就有机会救人一命：

● 开：打开 AED 电源，开始听从语音指示。

● 贴：将 2 片电击贴片贴于患者胸口处（贴片的背面有简单明了的位置教学，照着图示贴即可，为患者胸口的左下方及右上方）。

● 插：将贴片道线与 AED 连接。AED 将会自动分析患者心律，决定是否电击。分析心律时不要触碰患者。

● 电：若机器分析为可电击心律，则确认患者身边没有人或物体接触患者，接着依语音提示按下按钮电击。若为不可电击心律，则依语音提示继续 CPR 流程（详见 P24~P27）。

一句话概括 AED 如何操作：开贴插电，听从机器语音提示就对了。

而之所以叫"心""肺"复苏术，即是以"心脏按压（压胸）"帮助心脏打出血液，而以"人工呼吸"辅助肺脏换气。

心肺复苏术专业版——叫叫 CABD

● 叫（检查呼吸及意识）

拍打患者的肩膀，大声呼喊患者的名字看有无反应。快速查看患者有无正常呼吸，可视胸廓有无起伏，或感受口鼻是否有气流。

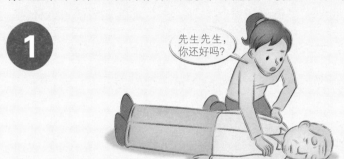

若无意识无呼吸，则进到下一阶段

● 叫（求救与请人拿 AED）

请旁人拨打 120 叫救护车，以及拿自动体外除颤器（简称 AED）过来协助。一句话总结就是"请帮我打 120 和拿 AED"。

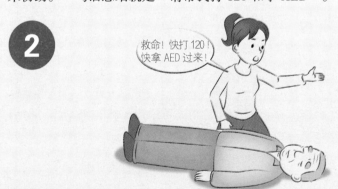

※ 注意若是只有自己一个人，且为以下 4 种情形，请先进行 CPR 流程（CAB）两分钟，再行求救。
①小于 8 岁儿童。②溺水患者。③创伤患者。④药物过量。

24

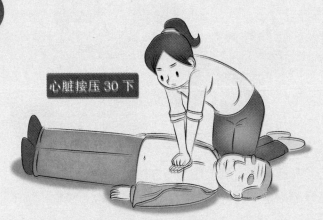

心脏按压 30 下

- C（circulation）

  立刻开始心脏按压。心脏按压的手势为一只手掌交握于另一手掌上，下方手掌掌根置于患者两乳头连线中点。按压时务必将背打直，以上半身的力量按压，同时记住以下 4 个口诀：

  1. 用力压：成人按压深度至少 5 厘米。
  2. 快快压：每分钟按压 100 ~ 120 次。
  3. 胸回弹：每次按压后，胸廓要确实回弹。
  4. 莫中断：持续按压至下一个急救步骤。

  按压 30 下后，进入下一个阶段

  ↓

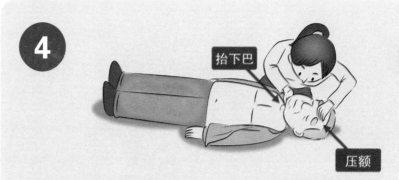

4

抬下巴

压额

● A（airway）

　　确保呼吸道畅通，最常使用的方法为"压额抬下巴法"，此动作可减轻患者呼吸道阻塞的情形。若此时发现口中有异物，应小心迅速将异物取出。

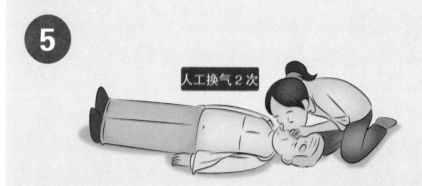

5

人工换气2次

● B（breathing）

　　检查患者有无呼吸。若无，则以人工吹气的方式吹2口气，每次吹气1秒钟。此步骤目的是为供应患者氧气，吹气时应注意以下事项。

　　1. 捏住患者鼻子。避免漏气，再以自身嘴唇密含住患者嘴唇吹气，吹气时应见到患者的胸廓起伏。

　　2. 压胸：吹气=30：2。因此吹完两口气后马上继续下一轮的压胸吹气循环，直到自动体外除颤器（AED）或是救护员的到来。

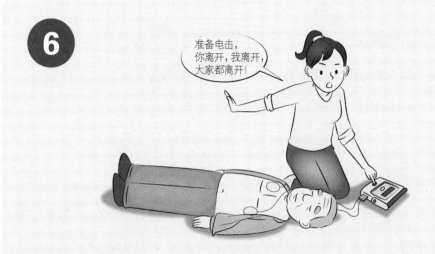

● D（defibrillation）

去颤，也就是电击心脏，使心脏恢复正常心律。请各位不要看到"电击"就惊慌，此步骤 AED 机器会自动判断是否需要电击。我们要做的单纯是开启机器，将电击贴片贴于患者身上，并将贴片导线与机器连接，然后听从机器指示。

AED 装设完毕后，机器会自动判读是否电击。无论电击与否，AED 会在动作完成后提醒施救者"电击完毕，请继续心肺复苏术"或是"不需电击，请继续心肺复苏术"。此时请继续心肺复苏术的 CAB 压胸→吹气循环，直到专业救护员到来。

※ 不要被电视剧的情节所误导。所谓的"心脏电击"，并不是把停止跳动的心脏电回来，而是把"不规则乱跳的心脏"电回正常心率！那么心脏停止要怎么办？答案就是 C(心脏按压)！心脏按压可以辅助血液重新供给心肌细胞，有机会使心脏恢复跳动。这就是 CPR 顺序为何是"CABD"的原因。

心肺复苏术简易版——叫叫 CCC+AED

对于普通大众而言，遇到陌生人时要给予口对口的人工呼吸，确实有一定的心理障碍需要克服。也因此，较简易的CPR口诀在近几年也被大力提倡，亦即"叫叫CCC+AED"。

简易版本的CPR口诀将较为繁复的检查呼吸道（A）以及口对口人工呼吸（B）省略掉，全部以心脏按压（CCC，compression＋compression＋compression！）取代，以减轻大众因为畏惧帮患者人工呼吸，而不愿出手相救的心理负担。

在这个版本中，大众于确定患者无意识、无呼吸，以及请人拨打120求救并帮忙拿AED后，即开始不间断地施行心脏按压，直到AED或是专业救护人员到来。有人可能会有疑问：没有人工呼吸，CPR还有意义吗？答案是有的。即使没有人工呼吸，患者本身血液的含氧量仍得以支撑大脑以及心肌细胞一小段时间。

简而言之，遇到路边摔倒、无意识无呼吸的病人，若您对CABD流程不熟悉，可选择不间断的心脏按压即可，不需实行检查呼吸道及人工呼吸的步骤。当然若是您受过训练，得以施展完整的CABD流程的话，自然是再好不过，患者的存活率也会再进一步提升。

❤ 有用的医学知识：人工呼吸的供氧原理

有些人可能对"人工呼吸"这个步骤感到疑虑，想说我们呼出的气体不是二氧化碳吗？为何能够供给患者氧气呢？事实上人类呼出的气体虽然二氧化碳的浓度较空气中高，但仍含有一定量的氧气，足以协助昏迷的患者撑过无法换气的危险期。

被食物噎到怎么办？
速学海姆利希手法（Heimlich Maneuver）

海姆利希是美国的一位外科医生，他于 1974 年发明此种急救术，挽救了许多呼吸道阻塞（白话一点就是"噎到"）患者的性命。值得注意的是，海姆利希手法的使用时机是当患者呼吸道"完全阻塞"时，亦即患者完全发不出声音的时候。

海姆利希手法（Heimlich Maneuver）

◆ 患者表现出被食物噎到时（通常会将双手放在喉咙前方，表情痛苦），请立即询问"你是不是被噎到了？"，当下有可能出现两种情形：

状况 1：若患者还能发出声音回答，代表呼吸道尚未完全被阻塞。此时鼓励患者用力咳嗽，并立即拨打 120 求助。记得切勿拍打患者的背部，亦不可给患者喝水，如此皆可能使异物掉落至更深的位置。

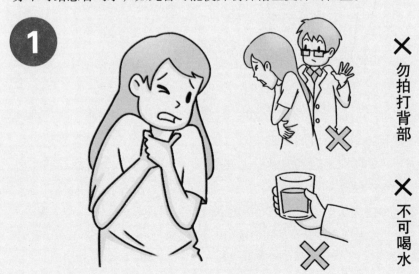

勿拍打背部

不可喝水

状况2：若患者无法发出声音；或是上述1的情形经过用力咳嗽后，反而变为无法出声，则代表呼吸道已完全阻塞。此时赶紧拨打120求救，并进入下一个阶段。

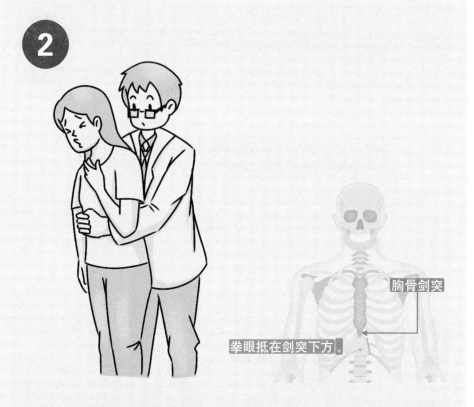

胸骨剑突

拳眼抵在剑突下方

◆ 至病人后方，双手环绕患者，一手握拳，以大拇指与食指形成的拳眼抵住患者胸骨剑突下方的位置（约为肚脐上方）；另一手以掌心包覆住该拳头。两手同时迅速朝患者后上方推挤，可重复数次，直到异物吐出或是患者失去意识。

◆ 若患者最终失去意识而瘫倒在施救者身上，则赶紧进入下一个步骤。

※ 若患者过度肥胖或为怀孕后期的孕妇，上述的施力位置可能不适合，此时可将施力点往上调整至胸骨下半部的位置。

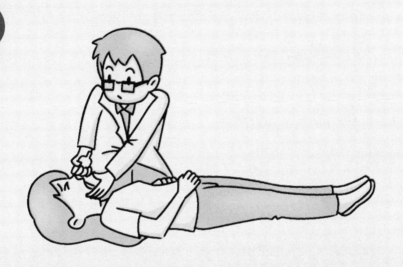

3

◆ 小心让患者平躺，并进入上个部分提到的心肺复苏术 CABD 流程（或是简易版的 CCC）。

◆ 若在压胸的过程中看见口中有异物出现，则可尝试用手指移除。

问：若是自己被噎到，而身旁没有其他人可以帮忙的话，怎么办呢？

答： 一样先试试是否还可以自行呼吸及发出声音。如果可以，则先尝试用力咳嗽将异物咳出；如果不行，则可以使用椅背顶住自身胸骨剑突下方，并向前施力数次，模仿他人在帮自己施行海姆利希手法。

患者全身不停抽搐：癫痫大发作的处理

癫痫大发作为大脑不正常的放电，产生了全身（包含躯干及四肢）不停抽搐的症状。此外还会伴随牙关紧闭、翻白眼、口吐白沫等骇人的表现。如果不知道"癫痫"这个疾病，还可能以为患者是不是中邪了。一般而言，大多数癫痫患者都可以靠着口服抗癫痫药控制得不错，但仍有少数新发生的个案，或是药物服用不当的患者，可能会需要大众适时伸出援手。其实癫痫发作的处置相对简单，只要掌握基本概念，便可以给予患者非常大的帮助。

出现"癫痫重积状态"务必赶紧送医

一般而言，癫痫的抽搐会在数十秒至数分钟内自动结束，且患者会在一段"发作后不清醒期"后悠然醒转，基本上不会有什么后遗症的发生。然而，若为以下两种情况，则可能为非常紧急的"癫痫重积状态"。

1.抽搐的时间超过5分钟。	2.抽搐结束，患者尚未完全清醒时，再度发生抽搐。

以上两种严重的癫痫状况，若未及时送医治疗，极有可能对大脑细胞造成不可逆的损伤，更严重的甚至会导致死亡，因此要特别当心！

通常患者对于整个癫痫的发作是没有记忆的。这是因为癫痫是大脑不正常放电的过程，自然也干扰了脑中记忆的形成。

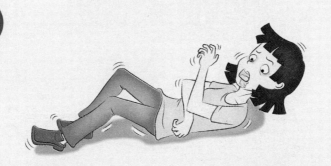

◆ 典型癫痫大发作的症状包含：两侧手脚对称式的抽搐、视线上移、口吐白沫、对于呼唤没有反应等。

◆ 看见此情景切勿慌张。此时不必约束患者的动作，只需将患者周围的障碍物移开，以避免手脚抽搐时撞伤。若对癫痫的判断与处置不甚确定，亦可拨打 120 求助。

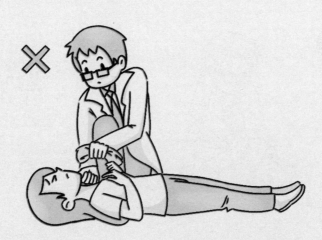

◆ 切勿听信坊间传言，将身旁物品（毛巾等）塞入患者嘴里。其一是因为咬到舌头往往是癫痫刚发作时就已经造成，且出血量有限，并不会造成生命危险；其二是若往嘴里塞东西，患者会有牙齿断裂、噎到，甚至窒息的可能，反而更加危险。

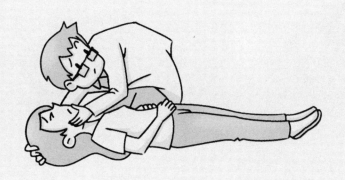

2

◆ 通常手脚抽搐会在数十秒或数分钟内即停止。抽搐停止后，患者会有5～30分钟的"发作后不清醒期"。此时对于拍打及呼唤仍无适当反应。此时一样不要紧张。只需确认患者呼吸状况（探查患者口鼻气流、视其胸部有无起伏）。

3

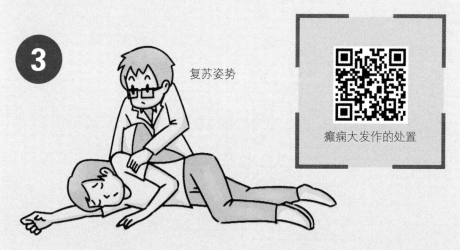

复苏姿势

癫痫大发作的处置

◆ 接着使患者侧躺，并呈现复苏姿势，如此可避免呼吸道被口鼻分泌物阻塞。

◆ 数分钟后患者醒转，可询问是否有哪里特别不舒服（常见发作时倒下撞到头，导致头痛），并视情况陪同就医。

常见外伤处理原则

以下会提到三个最基本重要（却许多人搞不清楚的）外伤处理原则。虽然这些处置的急迫性没有以上内容那么高，但以实用性来说却是超过数十倍！想想看，运气好的话你可能一辈子都碰不上路边摔倒的患者，但光是外伤中的"拉伤、扭伤"，相信各位小时候就有丰富的经验了吧！究竟常见的外伤，要怎么处置才是最适当的呢？

扭伤 / 拉伤怎么办？冰敷还是热敷？

冰敷或热敷，是许多老百姓永远搞不清楚的课题。在此就直接破题切入重点。

急性期的扭伤 / 拉伤，先冰敷还是热敷？

1

▲ 冰敷10分钟，休息20分钟。

● 先冰敷：冰敷可以让血管收缩，进而消肿止痛。但若血管长时间持续收缩，会使得血流带入伤处的修补因子减少，反而可能拖延复原的时程。

※ 因此冰敷只建议于扭伤 / 拉伤的急性期使用。

※ 一般的做法是肿胀疼痛时冰敷10分钟，接着移开休息20分钟，再重复动作。

35

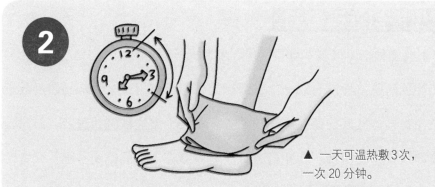

▲ 一天可温热敷3次，
一次 20 分钟。

● 后温热敷：温热敷的目的是要使血管扩张，以促进局部的血液循环。丰富的血液循环能够为患处带入修补因子，并促进正常的发炎反应以及恢复。也因此，温热敷才是加快扭伤／拉伤复原的主要手段。

※ 建议一天可温热敷 3 次，一次 20 分钟，且温度不宜过高。
※ 值得注意的是，若急性期患处明显肿痛，会建议先不要热敷，以免患处肿胀得更厉害，反而压迫到血液的流动。

一般而言，急性期指在受伤后48小时内。但近年来有越来越多研究及权威学者表述指出，急性期的冰敷时间越短越好，且最好不要超过 6 个小时。会有这样的论述，主要还是担心冰敷会延缓恢复的问题。若是伤处疼痛已减缓，就可以考虑进入温热敷阶段了。

一句话小结，就是"急性期先冰敷，之后温热敷，并注意冰敷的时间不宜过长。"急性期过后便可以让患处适度承重与复健，以患处不疼痛为原则，如此皆能加速患处的恢复。若为中重度的受伤，可能合并韧带撕裂或骨折，务必寻求专业医疗的协助。

扭伤的处置——大部分的人都做错了！

伤口怎么换药？碘伏还是生理食盐水？人工皮肤是什么

有别于刚刚提及的扭伤与拉伤，大部分的外伤都会有皮肤表层的伤口，例如擦伤、割伤、烫伤、撕裂伤等。随着医学的进步，伤口处的清洁与换药方式也渐渐的变革。昔日的过氧化氢液、红药水、紫药水等已渐渐被淘汰，无菌生理食盐水这个看似基本的医材，反而扮演了越来越重要的角色。

不严重的伤口，可用简单的方法进行清洁换药

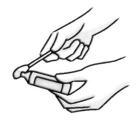

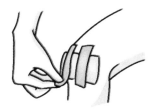

❶以无菌棉棒沾取无菌生理食盐水清洗伤口。

❷以无菌纱布覆盖。

（若纱布没有被组织液渗湿，则2~3天换一次即可，太频繁的换药反而会使得伤口不易愈合。）

情况较为复杂，加入消毒杀菌的步骤

例如"犁田"这种较为脏污的伤口，则可以看状况加入消毒杀菌的步骤。做法如下：

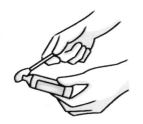

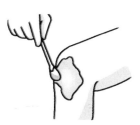

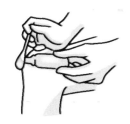

❶以无菌棉棒沾取无菌生理食盐水清洗伤口。

❷以碘伏消毒伤口，等待至少30秒。

❸使用无菌生理食盐水将碘伏冲洗掉。

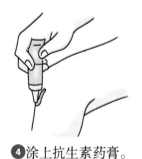

❹涂上抗生素药膏。

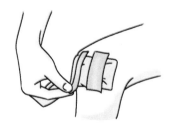

❺以无菌纱布覆盖。

冲洗掉碘伏的步骤

冲洗掉碘伏的这个步骤十分关键，因为碘伏长时间留在皮肤上，容易造成色素沉着，简单来说就是伤口处皮肤会反黑。如果想要避掉这个困扰，则可以使用另一种消毒医材：氯己定溶液（常见商品名为"洗必泰"），此种消毒液也可于药店经药师指示后购入。因此步骤就可以简化。

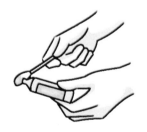

❶以无菌棉棒沾取无菌生理食盐水清洗伤口。

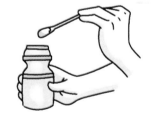

❷取消毒棉棒沾取适量的氯己定溶液。

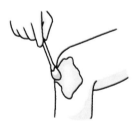

❸以氯己定溶液消毒伤口。

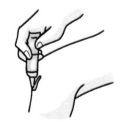

❹涂上抗生素药膏。

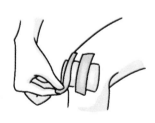

❺以无菌纱布覆盖。

如果家里没有碘伏或是氯己定溶液怎么办？别慌张，使用更多的无菌生理食盐水溶液冲洗伤口，一样能有效减少细菌量。说来说去大家就会发现，无菌生理食盐水扮演着最重要的角色。

当然以上情况都是针对较轻微的外伤伤口。若是伤口有一定深度而较难止血，则需要至医疗院所进行缝合的动作，之后再依医护人员的指示回家换药，方式基本上不外乎以上几种做法。

※ 注意文中所说的是"碘伏"而非"碘酒"。碘酒因含有酒精，对于伤口的刺激性较大，因此近年来已渐渐被成分较为单纯，效果却仍显著的"碘伏"取代。

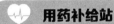
用药补给站

新一代外伤医材：
人工皮肤、美容胶带与除疤产品

近几年随着医学进步，外伤敷料的革新也是大众有目共睹。除了纱布，也越来越多人会选择人工皮肤促进伤口愈合，以及使用除疤产品减少疤痕产生。不同的产品使用方式略有不同，以下提供简要说明与大方向供读者参考。

● 人工皮肤：人工皮肤的目的在于保持伤口的湿润，因此可以加快愈合的速度。此外也可以吸收适量组织液，并隔绝皮肤表面的细菌。但人工皮肤不适用于大型伤口、深度伤口、感染性伤口（有黄绿色恶臭分泌物），以及不平整的伤口，此时纱布才是较佳的选择。

● 美容胶带：手术后患者常用的美容胶带，主要目的是支撑伤口，防止伤口裂开并促进愈合，对于美化瘢痕也有一定的效果。

美容胶带贴的方向需与伤口垂直，可从伤口的正中间先贴一条，然后向外一条一条贴满。如果伤口有些微分泌物，则胶带间可适度留下空隙辅助分泌物排出。

● 除疤产品：此类商品有除疤药膏（凝胶）、硅胶贴片等。这类产品的使用时机是在伤口刚愈合时（结痂脱落呈粉红色）开始使用，才有最佳的效果。

※ 简单来说，伤口未愈合时使用人工皮肤、美容胶带，愈合后使用除疤产品。

问：受伤后为什么要打破伤风疫苗

答："破伤风杆菌"是一种潜藏在土壤、排泄物或生锈物质中的细菌，常通过外伤而感染人体。感染的潜伏期为3～21天，典型症状包括腹部僵硬、肌肉痉挛、"角弓反张"的姿势，以及表情出现"痉笑"的特征，常伴随强烈肌肉收缩引起的疼痛。

破伤风最好的预防方法为注射疫苗。多数人都打过相关疫苗，也会有一定的保护力。但由于抗体量随着时间逐渐下降，因此若有相关外伤史，加上最后一剂破伤风疫苗接种至今已超过5年的话，医生仍会视情形帮患者接种疫苗，激发体内的免疫力以避免感染。

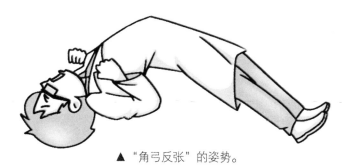

▲ "角弓反张"的姿势。

※ 角弓反张是因为神经肌肉系统受到病原体毒素刺激，患者会出现全身肌肉的强烈收缩，典型表现有背部反折、上肢屈曲及下肢僵直，整体呈现半圆形的弓状，相当骇人。角弓反张对于身体的危害相当大，必须尽快接受诊疗医治。好在因破伤风疫苗的全面普及，近年来如此骇人的疾病已不多见。

来到医院，不可不知的 "潜规则"

　　"医院"是较大型的医疗院所。与社区的诊所比起来，最大的差距应属急诊室以及病房的存在。然而许多患者并不知道医院的标准作业流程，而以"看诊所"的认知看待医院的收治程序，着实造成许多的误会以及不愉快。因此本小节笔者将以亲身经历，与读者们分享在医院各个角落的所见所感。并以自身经验提出建议，让读者们有朝一日需要至医院就诊时，能更加了解医院的整体运作，也能做好万全的准备，与医护合作无间共创双赢。

急诊不是先到先看：急诊的就医分级制度

　　医院的急诊室基本上皆为24小时开放，以符合患者"紧急医疗"的需求。注意啰！急诊的"急"是英文的"Emergency"，意思是"紧急"而非"患者很急"！

　　在急诊常常发生这样的情境：有患者于急诊久等不耐，情绪失控对着医护人员大吼："让病人等这么久，算什么急诊！"此话一出便知又是一位误解"急诊"的大众，一般老百姓对急诊真的有很大的误会。

　　"急诊"是处理"紧急患者"的地方，也因此看诊顺序是依照病情严重度，而非来到急诊挂号的先后顺序！那么，是谁决定患者的病情严重度呢？答案就是急诊的"检伤医护人员"。检伤人员会根据患者的生命征象、主诉、临床表现等进行检伤分类，给予患者严重度的分级，简述如下：

分级级数	类别	说明
第一级	复苏急救 等候参考时间：立即处理	病况危急，需立即介入抢救
第二级	危急 等候参考时间：10分钟	潜在性危及生命的状况，需尽快处理
第三级	紧急 等候参考时间：30分钟	病情有急速恶化的可能，且疾病影响到患者的日常生活，需赶快进一步处置
第四级	次紧急 等候参考时间：60分钟	病况可能为慢性疾患相关的急性发作，使患者感到突发性的不适，需在1~2小时内处理避免恶化
第五级	非紧急 等候参考时间：120分钟	病情并非紧急状况。建议转介至相关科别门诊，做后续鉴别诊断及处置

也因此，每位来到急诊的患者，在经检伤医护人员的评估后，便会被判定一个检伤分级，级数越严重的越优先看诊。

也因此，如果今天患者 A 纯粹是因为离大医院急诊比较近，而跑去看小感冒的话，很可能被检伤医护人员判定为第四级或第五级。此时即使其他病患来急诊挂号的时间较患者 A 晚，只要这些病患的检伤分类为第一级至第三级，看诊顺位就会比患者 A 还要前面。简而言之，去急诊要有这样的心理建设："大病不用等，小病等到天荒地老。"所以若非突发性的严重不舒服、或是之前讲述的急症相关症状的话，还是建议隔天再至门诊就医即可，如此也可将有限的资源留给最需要的人。

什么！你们调不到其他医院的资料

患者来到医院急诊室或是门诊之前，往往已在其他医疗院所就医及做过相关检查，但因病况较为棘手因此转介而来。然而，许多患者就诊之时，往往未将之前医生所开的药和做过的检查结果一并带来。如此不但之前医生的努力结果未被确实传递，也可能拖延到正确诊断及治疗的时间。

可能您会疑惑："医疗院所间难道资料没有互通吗？"这个问题就有点尴尬了，可以说有，也可以说没有，总之就是没有"完全"互通。以下举例。

没有互通的资讯

● 病历：每家医疗院所的病历系统皆不同，因此大多数无法互相流通。A医院针对患者详细的病情纪录以及最后的诊断，B医院毫不知情。因此当患者从A医院转至B医院求诊时，B医院的医护人员必须再从头到尾重新询问及记录。

● 检验影像与报告：患者可能在A医院做过了抽血、超声波、CT、MRI等检查，多数时候这些检查报告与影像档一样没有互通！如果没有带着报告而直接到了B医院，较基础的检查（例如抽血、超声波等）可能会需要重做，而影像检查（例如CT、MRI），只能请患者或家属回原本的医院索取报告以及影像档，如此一去一回常会消耗许多时间。另外，虽然新一代的医保系统可开始查询到外院检查的文字报告，但因为没有影像档案的关系，可提供的有效检查的资料十分有限。

有互通的资讯

● 处方药物：若患者有统一的医保卡，则各医疗院所可以凭借着病患的医保卡，查询到近期患者被开立的处方药物。

诊断一个较棘手的疾病时，就好似名侦探在推理的过程，而其中参与的医生都是各显一方的侦探。今天凶手可能是甲、乙、丙其中一人，医生A针对甲做了相关的证据查验（做了检查），判定了甲没有嫌疑。虽然没有抓出真正的凶手，却也给了后面医生更多的资讯，以利于其在乙、丙之中抓出真正的犯人。这也是为何医疗资讯交流是如此重要的原因。

问：更换医疗院所时，该怎么做最好？

答：看完以上整理就会了解，目前在医疗院所间有流通的网络资料，就只有患者近期的处方药物以及重要检查的文字报告。即使这样网络查询的功能往往有非常大的限制，常无法得到详尽完整的信息。也因此，建议您在更换医疗院所时，可以事先准备以下资料。

◆ 跟前一位医师确认目前可能的诊断、开的药物，以及使用药物后的效果（改善、恶化或是维持平平）。

◆ 向前一个医疗院所申请所有的检查报告及影像档案。

◆ 如果在前一个医疗院所有住院的话，向其申请病历摘要。

有了以上完整的资料，患者至另一个医疗院所求诊时，医生将会更明了目前的状况，并得以更迅速的判断及治疗。

可以住院吗？怎么可能没有床位

患者来到医院急诊，若病情较严重而需要进一步的观察、检查，或是有使用针剂药物治疗等需求，医生便会安排病患等床住院。没有错，住院往往也是要等的，先说个亲身经历的故事给大家听听。

之前某一次跟着救护车跑紧急救护的时候，尽管救护人员不断跟车祸伤者的家属强调："附近的××院已经人满为患了，依你们的状况会需要住院，不建议送去××院，不然住院可能会等很久！"但家属还是坚持："以前都在××院看，我一定要送到××院！"最后救护人员也不得不从。

这个案例其实是许多大众的写照：看病喜欢往大医院挤，连叫救护车时也强烈指定要送往大医院。到了大医院又开始抱怨在急诊室等床住院等太久，询问要不要转往邻近的区域医院直接住院，又遭到患者或家属的拒绝。

不过话说回来，会造成这种现象的根本原因，还是在于分级医疗不确实（详见第45页）。前往区域医院与大型医院的距离差不多，医疗费用又没有显著差异的情况下，难怪大部分患者都往大医院跑。

由于病床有限，等待住院的人又太多，造成众多医学中心急诊壅塞，许多患者被迫留在"急诊暂留区"观察与治疗，也难怪急诊有"医院野战区域"的称号。若非太复杂棘手的病情，只能在大型医院治疗的话，此时将患者转院至邻近的合作医院直接入病房诊治，很大机会能获得更好的医疗品质与休息环境，何乐而不为呢?

检查／治疗同意书的签署

无论是急诊或是住院，行政流程上都会需要患者或家属签署"治疗／住院同意书"，确保患者了解在医院所需注意及配合的事项，以及明了自己的治疗方向及目标。

较具侵入性的检查与治疗，会有相应的同意书给予病患填写。同意书上会详细记载检查的适应证、检查步骤说明、进行检查的好处、可能风险、替代方案、其他疑问，以及最后的同意签署栏位等。

问： 填写任何同意书，要注意哪些细节?

答： ◆ 确实搞懂同意书上所载内容，有任何疑问务必请教照顾您的医护人员。

◆ 所有侵入性检查或治疗都必须经过患者的知情同意才能施行，这是对患者权益的保护。

◆ 较为重大的处置或手术同意书会有正副本，患者自己也会留存一份。

◆ 若为"自费同意书"，务必确认每一笔自费的金额以及最后的总额度。自费项目需经患者的同意才得以使用。

◆ 医院在为患者进行侵入性的检查与治疗时，通常会要求患者需有家属陪同。

◆ 若女性有怀孕之可能，则有辐射暴露的检查（如X线、CT）需确认患者无怀孕，或检查的好处显著大于坏处才得以施行。

❤ **有用的医学知识：** 侵入性检查的取舍

许多侵入性的检查与治疗都会有相应的好处与可能的风险。患者常会过度执着于风险上而显得非常焦虑，但这时要考虑的重点应为检查或治疗的好处有没有大于风险，用大白话说就是是否利大于弊？如果利大于弊便有做的价值。

想跟保险公司申请住院保险金，该注意什么

医疗费用往往是一笔突发且没有预期的支出，此时若有购买医疗相关的保险商品，便得以派上用场。对于保险产品，无论是门诊、急诊给付、手术给付或是住院给付，保险公司决定要不要给付的标准，基本上是根据医师开的诊断书所做的判定。诊断书上提到的诊断病名、治疗过程与住院天数，通常就是决定此次医疗行为是否可以给付的关键因素。

说到这里，很多人可能会觉得说，那就请医生在诊断书写上一个确定可以给付的诊断就好了。但是很不幸的，笔者想强调的正好相反，那就是请

大家尊重医生的判断，不要胡乱要求医生更改既定的诊断书内容。

诊断书是一份具有法律效力的文件，医生要对每一份自己署名过的诊断书负责。反过来说就是，只要诊断书上写的内容不符事实（无论医生是笔误、出自于好心、还是图谋不轨），一旦东窗事发，医生就要面对法律的制裁，更甚者上报上新闻而身败名裂的例子皆有。我想大部分医生都不愿承担这个风险。

当然诊断书上的部分内容还是有跟医生讨论的空间。例如若疾病需要复原休养，便可以请医生将"宜休养3天"等字眼加上去，如此向公司请假时较便捷，相信医生们也都很乐意帮这个忙。但是明明是A疾病，却要求医生写成B疾病以申请保险；或是明明已恢复得差不多，却要求医生于诊断书上注明需长时间休养，如此不合理的要求实在万万不可。

医疗知识不对等，
导致这些误会经常发生

一般大众并没有接受过专业的医学训练，因此当治疗结果不尽令人满意，或是发生某些意料之外的事件（例如患病、发生并发症等）时，大众往往想要寻求一个明显可见的原因，试图来解释这件意外的发生。但因为缺乏相关背景知识的关系，导致错误的归因屡见不鲜。这样的错误归因常常指向前一位医生、或是之前的治疗与处置上，徒然造成医患关系紧张，同时对于患者病情却没有任何帮助。

看到这里，或许有人会泛起一阵疑惑，想说笔者这样说，应该只是想帮医生撇清相关责任吧？别急，以下我就用4个临床上常见的例子，为大家指出如此的"错误归因"究竟错误在哪？真正的关键原因又该如何寻觅？通过这几个案例，相信往后遇到类似的事情，大家都能用更理性且合乎逻辑的方式思索，并与医护合作无间，一同为患者的康复努力。

大医院果然比较厉害，之前的医生都没有诊断出来

许多来到敝院的患者，往往已经在其他医疗院所就诊一段时间，但可能因为病程较长尚未恢复，或是对上一位医生不信任，因此来到敝院寻求第二意见。以下我举一个亲身经历的例子让大家了解。

案例分享

　　这是一个发生在我实习期间的故事。当时身为一个实习医师，每个月都有两到三次的机会前往某位主治医师的"临床教学"，坐在主治医师旁，观摩老师与患者间的问诊及互动，当然也会从中学习相关的医学知识。

　　一日，诊间来了一个复诊的患者。这位病人年纪约五十岁，起初是因为上腹痛先去看了其他的诊所，因没有改善而辗转来到这位肠胃科老师的门诊。当时老师简单地问了病史，并看了诊所开的药单后，飞快地下了诊断："你这个是消化性溃疡产生的腹痛。我会开一些制酸剂让你带回家，还有记得不要乱吃止痛药，相信很快就有改善。"这位患者开始服用制酸剂后，症状果然迅速好转。

　　今天他来到了老师的门诊，除了感谢老师的精确判断外，还顺便抱怨了一下："前面诊所的医生真是庸医！连个溃疡都诊断不出来！"老师只是笑笑地并没有附和。等到患者离开诊间后，老师转过头来幽幽地跟我们说："其实，大医院的医生真的没有比较厉害。这个案例，假如他一开始不是去诊所，而是来医院给我看的话，我一样会诊断成胃肠炎，然后成为他口中的'庸医'。"

　　尚未搞懂老师的意思之际，他又继续说了："消化性溃疡的腹痛，跟胃肠炎造成的腹痛，有时候本来就不容易区分。刚好之前诊所的医生开的药，是胃肠炎的用药。既然病人没有好转，代表应该不是胃肠炎，我当然就得以轻而易举地诊断出胃溃疡。"我们终于恍然大悟老师话语的含意。

　　"所以不是医院的医生比较厉害，而是患者来到医院的时候，前面的医生已经帮我们找出许多线索了。又或者是患者来到医院时因为发病比较久，该疾病的典型症状都已经跑出来了，才让医院的医生们特别容易诊断。如果他今天没有来大医院，而继续在该诊所回诊的话，诊所的医生一样可以诊断出来。"老师下了这个让我印象深刻的结论。

如果是较难诊断的疾病，医生通常要归集足够线索，或是等待该疾病的典型症状出现后，才较容易诊断出来。因此并不是最后做出"正确诊断"的医生特别厉害，而是先前的医生们都已经从中发掘出许多关键的线索，实亦功不可没。

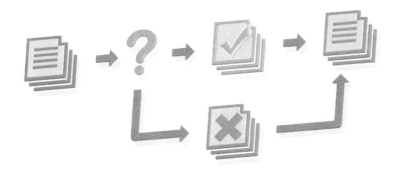

💓 **有用的医学知识：** 为什么说熟悉的医生更可靠

如果读者有信任、且较为固定常看诊的医生，即使疾病在经过前几次看诊后没有明显好转，仍可考虑持续在该诊间追踪。理由就是如上讲的，医生在每次病患回诊时，同时也是在归集线索帮助诊断。归集足够线索后，正确诊断的概率自然大大提升。

医生，我两天前开始吃你开的药，现在反而更严重了

这也是医生于诊间常常听到的抱怨，这个问题该怎么妥善处理呢？首先我们先把状况分成两类："医生未正确诊断"及"医生诊断正确"。

"医生未正确诊断"的情况，往往正如上一个"错误归因"的例子：医生此时正在数个难以辨别的诊断中找寻线索，此时治疗成效虽然不彰，却

是为了疾病的正确诊断铺路，因此这类情况并不是此问题的重点。接下来我们要讨论的，是"医生诊断正确"的状况下，患者却仍抱怨"吃药后病情越来越严重！"竟然会有这种情形吗？当然有！而且这还是经常发生的案例。

在探讨这个现象背后的原因之前，我们先来了解一个重要的名词："自然病程"。"自然病程"指的是一个疾病在不经医疗介入的情况下，整个疾病进展的过程。许多严重疾病的自然病程会走向死亡，例如严重的细菌感染、严重的脱水、中重度创伤等，这也是生病需要赶紧就医的原因：靠着精准的医疗将自然病程扭转，而转往康复之路。

然而对于较轻微的疾病而言，随着自然病程一路往下走，即使途中没有任何医疗介入，疾病终究也会痊愈。例如一般轻微的感冒，即使不吃感冒药，只要多喝水多休息，最终也会自己好。通常这类疾病我们称之为"自限性疾病"，虽然发病过程中会有各种不舒服的症状，最终仍将自我康复。

对于自限性疾病，自然病程的示意图通常为这个样子。

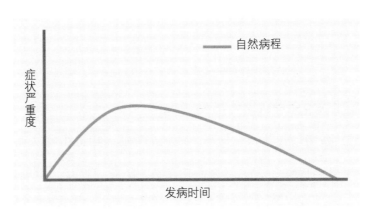

以"感冒"为例。一般人感冒的前几天，咳嗽、流鼻水等症状会越来越严重，人也越来越不舒服。症状严重度会在3天左右达到高峰，之后渐渐好转，并于第7～10天时痊愈，正如上图的"自然病程曲线"所描绘。

对于这种"自限性疾病"而言，药物的主要角色在于"缓解不适"而非"治愈疾病"，例如感冒时医生常开的止咳药、化痰药、抗组胺药等。使用感冒药物后，疾病的病程就会变成这个样子。

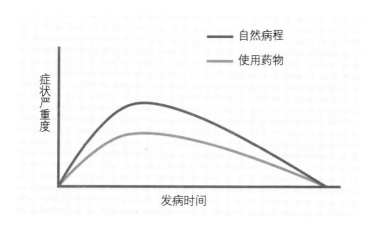

读者可以发现：在自限性疾病中，使用药物与否并不会影响疾病复原的时间，却可以大大减缓生病的不适感，这也是这类"症状治疗药物"最大的价值。

拉回正题，为什么许多患者会有"吃完药后症状却恶化"的抱怨呢？这时看图说故事就可以得到答案了。

相信这样读者们更能得以理解。症状治疗的药物虽然可以减轻患者整体的不适，却无法改变自然病程"先升后降"的曲线模式。也因此，当自然

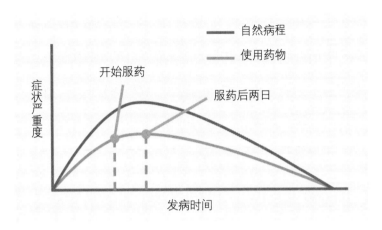

病程尚未达到高峰，患者就会有"虽然吃了药，却越来越不舒服，是不是药物没有用？"的疑问。追根究底，就是大众对于疾病的自然病程不了解所致。

❤ **用药补给站：** 怎么看待吃了药却没有用

　　很多时候并不是吃了药却没有用，而是要反过来想："吃了药还那么不舒服，那么不吃药岂不是更严重吗？"这样才是较为合理的思维逻辑。

之前打了流感疫苗，结果 3 天后就中标

　　每年的10月都是流感疫苗开始注射的时节，以预防冬春季的流感大流行。关于感冒与流感，在本书3.1节（详见第 144 页）有更详细的探讨，因此就不多详述，只把重点放在流感疫苗的部分。

　　流感疫苗已经证实能够有效预防流感，以及降低流感重症的发生率（注

意：流感疫苗是针对流感，对于一般感冒无效）。此疫苗可以每年注射，即使该年度的疫苗并未精确命中隔年流行的病毒，注射疫苗仍有一定程度的"交叉保护力"，而得以减轻得流感的症状。且流感疫苗是"不活化"的疫苗，这表明接种此疫苗除了可以获得相应的免疫力，也不会因为注射疫苗而得流感。

有了以上的基本认知后，我们就可以分析"打了流感疫苗几天后却出现感冒症状"到底是怎么一回事了。既然流感疫苗不会让人生病，我们可以先破除"疫苗害我染病"这个常常被人置疑的说法。再者，无论是一般感冒或是流感，都是"病毒"的传染病，代表患者一定是被感染发病的。尤其是在密闭不通风的空间，更容易造成病毒的飞沫传染。

❤️~ **有用的医学知识：** 流感疫苗是安全的

简单的比喻法让读者理解。"交叉保护力"就像我们学习防身术一般，即使我们只学"面对拿刀歹徒的防身术"，但这套技能在面对持棍棒的歹徒时，仍具备一定的实用性。而"不活化"的疫苗，则可以想象成疫苗的内容物是死的，而非活病毒，因此不会因为注射疫苗而得病。

说到这里，答案就呼之欲出了。由于大众往往一窝蜂地前往医疗院所注射流感疫苗，却忽略了医疗院所往往是细菌病毒最猖獗的地方，再加上没有确实做到勤洗手及戴口罩，因此就极有可能在注射疫苗的过程中感染了其他患者的感冒病毒而发病。且一般感冒的潜伏期是3～5天，所以3天之后，就开始有咳嗽、流鼻水、喉咙痛等一般感冒的症状出现。再加上许多大众分不清楚流感与一般感冒的差异，自然将"流感疫苗"与"自己得了感冒"错误归因在一起，形成这种常见的误会了。

由此可见，许多医疗上常见的误会，往往起因于大众对于医学的认知不足，再加上常将两件先后发生的事情，以错误的因果关系来解释所导致的。观看本书的医学科普视频，您一定能了解到更多有用的医学常识。

大众的期待 vs 医生的期待，往往是不一样的

在诊间或是病房，病患或家属常会问医生这样的问题："医生啊！现在的治疗对我的疾病，到底有没有效？"医生通常会回答："当然是有效的！"患者听到这样的答案总是安心不少。但这时请小心，医生心中的"有效"跟你心中想的"有效"，有时可能天差地别！

有效就是有效，难道这个词还有其他意思？读者们心中可能会有这样的疑惑。就让笔者再搬出一次前面出现过的"自然病程图"，来为大家解释到底什么叫做"有效"。

这次的举例，就不再像是感冒或胃肠炎这种自限性疾病了。我们拿慢性病中的2型糖尿病当作例子。2型糖尿病的发病原因，是因为身体对于胰岛素的抗性增加，而导致血糖逐渐上升。当糖尿病未经控制，一段时间后就会有相关并发症陆续出现，例如糖尿病肾病相关病变、视网膜病变、神经病变、脑卒中、心肌梗死等。我们将糖尿病的自然病程绘出举例。

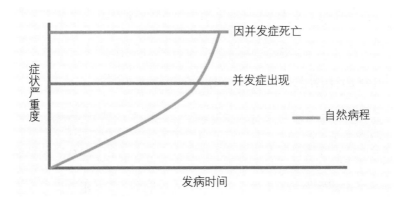

如图，未经控制的糖尿病，会在发病数年后开始产生上述提到的并发症。若再不控制，患者往往会在各种并发症不断发生以及恶化的情况下，最终死亡，徒留遗憾。

那么，若患者被诊断成糖尿病时即开始积极控制，病程曲线又会长什么样子呢？

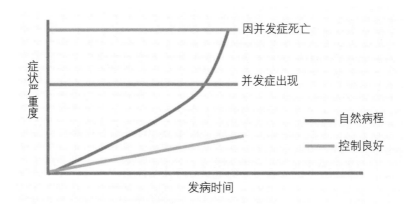

如图所示，良好控制的糖尿病，不但可以预防相关并发症的出现，更可以预防因并发症导致的死亡。但难道患者的糖尿病痊愈了吗？并没有！病患的糖尿病仍然存在，只是因为采用了良好的生活形态（如控制饮食、勤奋运动），再加上适当的药物控制，因此将血糖控制在正常范围。患者中大多数仍需终身服用血糖药控制血糖。

说到这边，就可以来解释为什么医生所说的"有效"，跟患者心中想的"有效"，往往天差地别了！

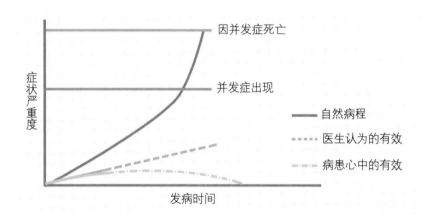

对于医生而言，只要治疗能够拖延自然病程的进展，就会被定义成"有效"，哪怕是患者需要一辈子服药，甚至在不断服药的过程中，疾病还会缓慢恶化！（如上图中的虚线）。然而对于患者而言，"有效"常常跟疾病的"痊愈"联想在一起，因此下意识地认为治疗一段时间后，病应该就要好了，往后的人生再也不需要吃药了，就跟上图的虚点线一样。

这样子的误会，在癌症的病患中更加明显。许多诊断癌症时就已经发现癌症多处转移的患者，想要寻求疾病完全治愈有极大难度。但是患者接受化学治疗、放射线治疗、靶向治疗、免疫治疗等癌症治疗后，仍然对延缓病程的进展有所助益。因此在这种情况下，癌症治疗对于医生而言仍然是"有效"的治疗。但患者心中的"有效"却常常是指癌细胞在体内完全消失不见。

例如一个直径3.5厘米的肺腺癌，若未经治疗，半年后可能恶化至6厘米。但若接受治疗，半年后只增长至3.8厘米，这样的治疗对于医生来说就是"有效"的，但对于患者而言却是"肿瘤仍然在恶化"。因此若医病双方一开始对于治疗的"有效性"未取得共识，便可能产生后续的失落感与纠纷，相信双方对这种发展都是不乐见的。

也因此，当询问医生目前的治疗是否"有效"时，最好更精确地了解治疗目标是疾病的"痊愈"还是单纯的"控制"，如此也能避免"治疗效果不如预期"的误会发生。

♥ 有用的医学知识：某些疾病只能"控制"

许多慢性病及末期疾病，现代医学能给的最大帮助就是"控制"。虽然无法让这些疾病"痊愈"，但若稳定控制，患者的存活期以及生活品质仍然会有很大的提升。

而随着医疗科技的进步，许多以前只能"控制"的疾病，现在也正往"痊愈"的目标前进着。例如缩胃手术成功的治愈不少代谢综合征的患者；疫苗甚至让可怕的传染病天花在地球上绝迹。因此虽然现代医学有其极限，但同时也充满希望，因为有许多医师及科学家在背后辛勤地努力着。

能了解疾病状况的
神奇词汇——"预后"

这个部分承接刚刚的主题，也是关于医患沟通的部分。当一个陌生疾病发生在自己身上，相信大部分人最想了解的议题就是：这个病好治疗吗？会不会好？换言之，患者都会想要了解疾病的"未来展望性"是好的还是差的。但受限于汉字中常用的字汇，中文里似乎没有一个精确的名词可以形容疾病的"未来展望性"。

有些人会直接问医生："我这个病会不会好？"但即使是高血压这类"不容易好"，甚至"不会好"的慢性病，只要靠饮食及药物控制得当，未必会对生活造成影响，也不会影响患者的寿命。因此"疾病会不会好"似乎不能完全代表其"未来展望性"。

此外，也有许多人会问："这个病是'良性的'还是'恶性的'？"在这边要先澄清一下，所谓的良性或恶性，基本上是针对肿瘤会不会侵犯自身组织的形容。也因此，我们并不会说糖尿病是"良性糖尿病"或是"恶性糖尿病"。将话题拉回到肿瘤的部分，即使是"恶性"肿瘤，如果发现时只在初期，或是某些特定癌症对于治疗十分敏感，那么在经过治疗后，仍有非常大的机会可以"痊愈"，就算未能痊愈也能稳定控制。这样看起来，肿瘤到底是"恶性"还是"良性"，似乎也没有办法精确的形容这个

61

疾病的"未来展望性"。

因此，在这边就要为大家介绍一个能够代表疾病"未来展望性"的医学名词，叫做"预后"。预后（prognosis）是由英文翻译而来。根据维基百科，其定义是根据患者当前状况来推估未来经过治疗后可能的结果。这个定义有两个重点：其一是"根据患者当前状况"，其二是"经过治疗后"。

由于是"根据病人状况"，也因此即使是相同的疾病，在不同病患身上的"预后"亦有所不同。例如年轻人得了肺炎，因其免疫力、体力相对不错，其预后往往比老年人得了肺炎要来得好。

而预后所描述的是"经过治疗后"的可能结果。因此当我们说"糖尿病的预后不错"，代表的意思是"糖尿病在持续治疗与控制下，后续的结果通常不错"，而非糖尿病对人体危害不大，因此无需控制。预后是在讨论经过治疗后的情况，这点要特别注意。

在预后相关的描述中，我们常使用"发病一段时间后的存活率"来形容疾病的状况。举癌症为例，最常用的术语就是"5年存活率"。"5年存活率"表示从患者被诊断出这个癌症的时间点算起，经过5年后，仍存活的患者占整体患者的比例。

举肺部的恶性肿瘤"肺癌"当例子，根据和信医院 1990～2009年的统计资料，一期肺癌5年存活率约为70%，二期肺癌为44%，三期为14%，四期则降至5%左右（注：近年来由于癌症治疗不断进展，靶向治疗与免疫疗法的发展更是如火如荼，因此肺癌的存活率更进一步提升）。若以存活曲线图来表示，则可以更明显区分其"预后"。

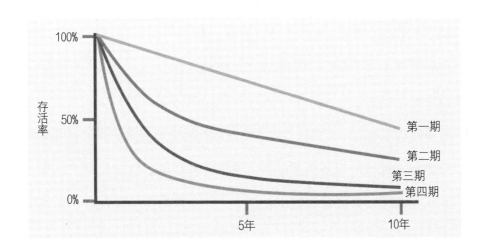

如图所示，越早期的癌症，其预后则越佳。因初期的癌症的治疗目标是"治愈"，而晚期癌症的目标则是以"控制"为主。因此现在积极地推广癌症筛查（详见第83页），盼大众对于癌症都能"早发现、早治疗"，以达到更佳的预后。

63

有些人可能有疑问，为什么癌症要看"5 年存活率"，而非"10 年存活率"，甚至"20 年存活率"呢？主要是因为，若是癌症造成患者死亡，通常会在 5 年内发生。如诊断后超过 5 年才死亡的患者，死因常非癌症相关，可能是心血管疾病或其他病因所导致。上图中，存活曲线于前几年急遽下降，而后渐趋平稳，也是这个原因。

这个疾病"预后不错"，你们不要太担心

回到正题，如果想要了解一个疾病的"未来展望性"，则可以询问医生"这个病的预后怎么样？"通常医生一听就会知道这个问法是专业的，并详加告知根据临床经验，这个疾病经过治疗后的效果如何。

如果疾病的预后是不错的，代表经过治疗后会有显著成效。有可能是得以"痊愈"，例如泌尿系感染、良性肿瘤、初期的恶性肿瘤等；也有可能是疾病无法痊愈，但能够"稳定控制"，例如糖尿病、高血压、高血脂等慢性病，或是控制良好的艾滋病、自身免疫疾病等。

无论疾病得以"痊愈"或是只能"稳定控制"，都算是预后不错的疾患。只要照着医嘱改变生活方式及接受治疗，通常对日常生活不会有太大影响，长期的存活率也相当不错。

但是医疗有其极限，并非所有疾病的治疗都能如此顺利。

这个疾病"预后不好"，你们要有心理准备

"预后不好"的疾病跟以上所描述的情形正好相反。尽管积极地治疗与控制，病况仍常不断地恶化，最终危急到病人的生命。如之前所提的第三期，甚至第四期的肺癌，由于癌细胞侵犯的范围相当大，甚至已经有远端转移，因此无法像初期肺癌以手术切除治愈。而化疗、靶向治疗等全身性疗法即使能够消灭部分的肿瘤细胞，却很难将体内大量的恶性细胞全部歼灭。

也因此，晚期肿瘤虽然仍可在每次治疗后缩减，抑或维持稳定的大小。但日子久后，癌细胞往往会开始对药物产生抗药性。一旦抗药性发生，肿瘤便容易不受药物抑制的快速成长。此时医生虽然可以搬出替代的治疗药物当作武器，但其有效性往往也只能维持一段时间，随后便会再度发生抗药性。长期与肿瘤作战的结果，患者体力与身体状况会渐渐变差，最终常因此败阵下来。

对于这种预后不佳的疾病，现阶段的治疗较令人有力不从心之感。然而，在新的疗法及药物通过临床试验之前，我们仍有一条路可以帮助患者，那就是积极地减轻患者在疾病末期时的不适感。

有用的医学知识： 怎样早期发现癌症

初期癌症因为症状不明显，甚至没有症状，因此不做健康检查往往难以发现。例如初期肺癌常无症状，或只有轻微咳嗽，如患者平时有抽烟的习惯造成慢性咳嗽，更会让肺癌的初期表现被屏蔽而难以察觉。等

到咳嗽越来越剧烈，直至肿瘤造成胸痛、咯血、体重减轻才去接受进一步检查，发现时常已肺癌末期合并向外侵犯与转移。

又如大肠直肠癌，初期几乎不会造成任何症状，只有粪便通过肿瘤时可能造成肉眼无法看见的轻微出血。等到肿瘤越长越大，逐渐阻塞大肠，造成大便变细、排便习惯改变、明显血便、体重减轻的时候，肿瘤常已侵犯至大肠外，甚至已远端转移而难以治疗。

以上就是癌症难以对付的原因：初期癌症容易治疗却难以诊断，后期癌症容易诊断却难以治疗。此特色也凸显出利用健康检查与癌症筛查抓出初期的癌症才是根本之道，关于此议题可再延伸阅读本书第 1.7 节（详见第 82 页）。

安宁缓和医疗：
谈"善终"的重要性

说到"安宁"，许多大众内心的反感油然而生（相信许多读者也是）。我们会下意识地将安宁与放弃治疗，甚至等死联想在一起，但这其实是完全不同的概念，容我在之后详细地说明。

人生走到最后，无论多么不情愿，都得被迫面对"死亡"这个课题。医院的师长常常说："华人是非常害怕谈论死亡的民族。"华人相较于其他民族，往往普遍害怕面对死亡，甚至非常忌讳在生前谈论到相关的话题。究竟为什么会有这样的现象呢？

在敝校医学系的课程中，有一门必修课"生死学"。犹记得其中一堂课是在探讨儒家思想对于华人生死观的影响，课程中老师拿了孔子所说的"未知生，焉知死？"来解释这样的状况。

这则语录出自于论语先进篇，原文如下。

季路问事鬼神。子曰："未能事人，焉能事鬼？"敢问死。曰："未知生，焉知死？"

白话文大概是说，子路请教孔子"死亡"是怎么一回事。孔子回答："连'生'都不了解，还谈什么死亡呢？"

换句话说，孔子认为要先了解生存的相关议题，才能谈论死亡。虽然孔子当时这么回答一定有他的道理，但这段记载在论语中的对答，却可能大大影响（或是反映）了中华民族面对死亡的态度：除非真的面临死亡，否则不轻易谈论或思索死亡的相关事情。

然而死亡是每个人都一定会面临的终点，若真的临终时才在思索这个议题，难道不会太晚？

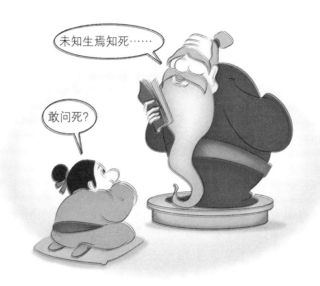

♥ 有用的医学知识：正视死亡

　　在医学院学习时，有一项令医学生们印象深刻的作业，那就是预立自己的遗嘱。刚开始书写时，总觉得颇触霉头，但后续发现立遗嘱的过程其实就是对人生的回顾，同时也会思索还有什么梦想尚未完成。让我意想不到的是，当写完这份"作业"之时，心中反而对所有的人和事物充满感激，并想更积极地完成未竟的人生目标。非常推荐每位读者试着完成这么一份有趣的人生作业！

人生最后的医疗难题

每当看到患者逝世时，身上插着满满管路，脑中就会开始思索：这真的是古人常常挂在嘴边的"善终"吗？这些管路可不只有上述的气管内管而已，往往还包含给药用的中央静脉导管、喂食用的鼻胃管，以及帮助导尿的尿管。如果患者临终前经历过急救，身上甚至还会残留急救过程中留下的痕迹，例如变形的胸廓、或是因注射过多强心剂而发黑的四肢末端。读者看到这里可能觉得很不忍，但这些画面却是医院里天天发生的场景。

问：**什么是插管？**

答："插管"是"气管内插管"的简称，目的是要保护呼吸道，并可将管路接上呼吸器，协助危急病患换气以避免呼吸衰竭，也因此插管是急救的重要措施之一。但插管会使患者非常不舒服，大家可以想象平时喝水时，若有少量的水呛进气管就会造成剧烈咳嗽，更何况插管是将整根管子放进气管内。因此插管的过程常需要让患者镇静下来，其操作也有一定的风险。

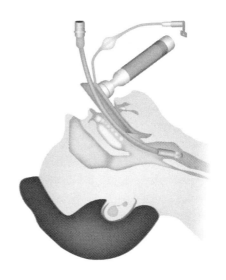

▲ 插管是将整根管子放进气管内。

喂食专用的鼻胃管

鼻胃管能辅助患者补充水分或管灌营养品。但因管路由鼻孔经咽喉通往食管及胃，放置的过程十分不舒服，且管路常造成喉咙的异物感以及呕吐反射。因此如果需长期置放鼻胃管的患者（如无法顺利由口进食），一般行胃造瘘手术，以增强患者的生活品质。

帮助导尿的尿管

尿管由患者的尿道口放入直达膀胱，将尿液引流出来。若患者因排尿能力受损而无法自解尿液（常见原因有卒中、相关神经病变等），则尿管为十分重要的医疗处置。然而长期置放尿管会增加泌尿系感染的风险，因此相关护理及清洁措施亦十分重要。

有用的医学知识：胃造瘘手术有其必要性

其实胃造瘘手术相较于长期置放鼻胃管，前者反而能够让患者更具生活品质，也能够达成辅助患者进食的目的，因此在欧美等西方国家被大力推行。但由于大众普遍听到"手术"就会畏惧，再加上过去习惯、外科人力较为短缺等因素，使得胃造瘘手术在国内的施行率偏低。若家中有人有这样的需求，不如跟您的医生讨论看看可行性。

当生命走到尽头，人的体力与免疫力都会变得越来越差，接着会渐渐失去行动能力、进食能力，以及对大小便的控制能力，这也是为何卧病在床的老年患者，身上常常有各种插管的原因。这类辅助性的管路，例如鼻胃管、尿管，虽然会造成患者的不舒服，却可以辅助患者进食及排尿，严格说起来仍然对患者有一些帮助。因此这边我们将讨论的重点放在"末期病患，是否要在生命即将逝去时，接受医疗团队的插管与急救？如此积极是否有意义？"

在讨论"是否急救"这个重大议题前，我先举两个真实发生的例子给读者参考。

面对死亡，你会怎么选择？
肿瘤科病房故事分享

❤ 案例一分享

　　一位 17 岁的高中篮球队队员，于某日担任校际篮球赛的前锋，赛中一个精彩的三分球跳投后突然倒地不起。球场裁判刚好受过相关的急救训练，判断这位球员没有意识与呼吸，可能是年轻型的心脏病发作，因此启动了紧急救护网，开始了心肺复苏术"叫叫 CABD"的流程，并等待救护车的来到。

　　尽管急救过程中，既快且深的心脏按压压断了患者的肋骨，但裁判并没有因此而停止动作。等到其中一位队员拿了 AED 赶来，大伙连忙手忙脚乱的将 AED 贴片贴于患者胸口，并与机器连接。AED 机器分析心律后，判断是可电击的"心室颤动"。

　　因此裁判当机立断，按下 AED 上的电击按钮电击患者心脏，之后持续高品质的 CPR。约 1 分钟后患者发出了微弱呻吟声，裁判判断患者已恢复自主呼吸及心跳，因此停止了心脏按压。随后救护车也抵达现场，赶紧将患者送往临近医院诊治。

71

　　一位 88 岁的高龄阿婆，罹患第四期乳腺癌并全身多处转移，一个月前刚诊断恶性肿瘤时就已经末期。由于癌细胞总量过大，虽然接受过几次全身性的化疗，效果仍有限。阿婆目前卧病在床且意识混乱，由于癌细胞扩散，导致患者有大量的胸水与腹水产生。

　　此外，因胸水压迫到肺脏，造成阿婆呼吸十分浅快及费力，随时都有生命危险。主治医师评估过后，告知家属病情并不乐观，并请家属决定若有紧急状况发生，是否要让阿婆接受急救。家属们意见分歧，有些人赞成急救，有些人认为不要再让阿婆经历痛苦，因此迟迟无法下决定。

　　一日下午患者突然失去呼吸心跳，此时由于家属仍无是否急救的共识，医护团队决定积极抢救：训练有素的医护人员开始压胸、插管、电击、抽血，并赶紧将患者接上呼吸器送至加护病房。数周后，患者并没有醒转，只能以呼吸器维持微弱的生命征象。家属与医疗团队讨论后，决定帮阿婆拔管让她一路好走。看着老人家被放满管路的身躯，家属们不禁痛哭失声。

　　看完这两个例子，大家或许会更理解：急救对患者是好是坏，还是得看"急救后的预后"来决定。如第一个案例中的高中生，正是因为旁人伸出援手而保住性命，虽然有一些急救的并发症出现，但是患者急救后预后良好，因此整个急救流程十分有意义。

　　反观第二个例子，已经处于生命末期的阿婆，因家人们的不舍及没有共识，使其失去呼吸心跳时接受了"无效"的急救流程，反而造成临终前的创伤。

虽然完整的急救流程可能将失去呼吸心跳的患者从鬼门关前拉回，但急救却非百利而无一害。以下是急救时可能造成的并发症。

● 体外心脏按压（俗称压胸）时，造成肋骨受伤或断裂、胸腹部器官受伤。

● 实施心脏去颤（俗称电击）时，由于电流通过身体，可能造成相关电击伤害。

● 实施气管内插管（俗称插管）时，造成喉部或气管的伤害，且插管的过程及后续常让患者苦不堪言。

● 使用急救药物（如强心剂）时，药物所造成的相关副作用及并发症。

● 实施正压换气时，造成肺脏相关损伤。

因此，在决定是否让自己或是家人接受临终急救前，请先考虑急救可能带来的好处以及急救对后续生活品质造成的影响。千万不要因为"舍不得"三个字而让身边最亲近的人受苦。

对于要不要让患者接受急救这件事，建议家属们尽早有共识，最好也让患者参与讨论，并尊重患者的想法。临床上有许多情况是：患者本身是最看得开的，早已做好万全的准备，放不下的反而是家属。因此在与患者沟通后，家属也较能接受"临终不急救"的想法。若事前没有共识，当紧急状况发生时，医护人员在未取得家属"不急救"的同意前，一定是先启动急救流程。届时压胸、电击、插管等措施样样来，便容易使得患者与"善终"相去甚远。

相信看到这里，读者们可能有疑问："如果患者已经到了生命末期，病患及家属也都有了临终不急救的共识，那么以医疗层面而言，要如何给予患者最大的帮助，以及协助病患临终前的准备？"

这时，"安宁疗护"就扮演了至关重要的角色。

何谓安宁疗护

对于晚期癌症或其他处于疾病终末期的患者*，想追求疾病的完全治愈，常非现代医学所能迄及。在治愈性的疗法效果不彰，或是副作用大于患者可能得到的好处时，我们可以选择另外一条路帮助末期患者，例如止痛、症状缓解、心理扶持、营养补充，甚至艺术治疗、芳香治疗等。只要可能对患者有助益，都非常值得一试。这类不追求疾病的治愈，但积极维持患者生活品质的治疗模式，就称为"安宁疗护"。

注意"安宁疗护"绝非放弃病人，也不是让病患等死，而是选择另一种治疗的方向，以缓解病患的不适以及心理支持为主。换句话说，就是对于患者"善终"的追求。

安宁疗护是一种医疗模式，有一定的门槛限制。目前在台湾有三大类型的患者可以接受安宁疗护的照护：

● 癌症末期患者：癌症为肿瘤细胞不受控制的增长，末期癌症患者通常已经有全身性的多处转移。

---

*什么叫做"疾病终末期"呢？终末期疾病的判定一般需经过两位专科医师的专业确认，判定标准通常为预期存活时间小于 6 个月。

● 末期渐冻人患者：渐冻人，正式疾病名称为肌萎缩性脊髓侧索硬化症（amyotrophic lateral sclerosis，ALS），是一种运动神经元退化疾病。患者会渐渐失去对全身肌肉的控制，肌肉萎缩、逐渐无法动弹，亦会造成吞咽、发音及呼吸上的障碍，最终常因呼吸衰竭而死亡。

● 八大类非癌症之末期病人：如老年期及初老期器质性精神病态（如痴呆）、其他大脑变质、心脏衰竭、慢性气管阻塞、肺部其他疾病、慢性肝病及肝硬化、急慢性肾衰竭等。

符合上述情况时，安宁疗护才可能被启动。如果病患及其家属有意愿，则只要告知患者的医疗团队，便可以启动安宁疗护。启动安宁疗护后，患者不是必须转至安宁病房，亦可选择由原团队医护人员继续照顾，此方面可与原团队医生多加讨论。以笔者所在医院而言，因安宁病房有较多相关的资源，例如受过相关训练的护理师、心理师等，因此若患者决定后续采用安宁疗护，则会安排转至安宁病房，由专业团队接手照顾。

在台湾的安宁疗护中，"不施行心肺复苏术意愿书／同意书"的签署便是非常重要的一环。

DNR（不施行心肺复苏术）的重要性

在之前两位患者"被急救"的情境比较中，便可以了解生命末期的患者若因紧急状况而接受急救，受到的伤害往往会大于急救的好处。既然如此，有什么方法可以避免这种情况发生呢？答案就是DNR 意愿书／同意书的签署了。

DNR是Do Not Resuscitate的缩写，意思就是"不施行心肺复苏术"。DNR 文件中，可分成 DNR 意愿书以及 DNR 同意书两大类。这是什么意思呢？

所谓的意愿书，代表患者本身的意愿，因此是由患者本人签署。至于同意书，则是当患者已意识不清，或是失去决定能力的时候，由家属代为签署同意。

患者亲自签署 DNR 意愿书，或是家属代为签署 DNR 同意书，除了可以保障末期病患在紧急情况发生时，不会受到"无效医疗"的折磨，同时也能维护患者临终时的舒适感及尊严。即使签署后突然反悔，一样可以在最下方栏位再次签署，废止 DNR 意愿。

 医疗专线

当你看见意愿书上有许多细项可以选择，不要感到压力大，一般而言，都会建议选择"全部不施行（简称全拒）"或是"仅使用急救药物（简称全拒除药）"，原因是各急救措施要互相配合才有最大意义。如果患者只接受心脏按压，却不接受其他保命措施，基本上也只是徒劳无功、白白受苦而已。

为人间遗留大爱：器官捐赠

2013 年 5 月，台大医院创伤医学部曾御慈医生，于夜间下班走在斑马线上时，遭酒驾肇事者开车迎面撞上，弹飞十多米，紧急送医治疗后呈现脑死亡状态。经过 5 日急救，患者情况不见好转。家属尊重其生前意愿，签下了器官捐赠的同意书，为人间留下了大爱，总共有6名受赠者因此而受惠。

器官捐赠，顾名思义是将自身器官捐赠给他人。基本而言，器官捐赠可以分为两大类，详述如下。

● 活体捐赠*：在台湾活体捐赠只限于肾脏以及部分肝脏，且只能在五等亲内进行。例如儿子捐一颗肾脏给肾衰竭的母亲；或是妹妹捐部分肝脏给肝衰竭的姐姐等。活体捐赠并非本小节讨论的重点。

● 非活体捐赠：常见情况如以上曾医生的案例，捐赠者需通过两次严谨的"脑死判定"，再加上捐赠者生前或其家属签署同意书，才会进到捐赠流程，可捐赠的部位包括器官跟组织。若是非脑死的捐赠者（如自然死亡），能捐赠的部位则以组织为主，例如眼角膜、皮肤等。

---

* 编者按：文中所述为台湾地区做法仅供读者借鉴。中华人民共和国国家卫生健康委员会在《关于规范活体器官移植的若干规定》中规定对于以下 3 种关系可以进行活体器官捐献。①配偶：仅限于结婚 3 年以上或者婚后已育有子女的。②直系血亲或 3 代以内旁系血亲。③因帮扶等形成亲情关系，仅限于养父母与养子女之间的关系、继父母与继子女之间的关系。

问: 何谓"脑死亡判定"*?

答: 在了解脑死亡判定前，要先了解何谓脑死亡。"脑死亡"是"脑干不可逆的死亡"之简称。而脑干正是人类的生命中枢，掌控呼吸、心跳、血压等的生命征象。一旦脑干死亡，患者即需要维生仪器（如呼吸器、体外膜氧合器）才得以生存。

但即使如此，患者也会在数小时至两周内心跳停止。若撤掉相关维生设备，则患者几乎立刻失去生命征象。因此医学伦理上，才允许脑死的患者成为器官捐赠者。

而"脑死亡判定"即为判定患者是否脑死亡的准则。在第一次脑死亡判定前，需观察至少12小时，之后需要 2 位具备脑死亡判定资格的医生进行判定，包括瞳孔反射、咳嗽反射、动眼反射等一系列的测试。

通过第一次脑死亡判定后，需再观察至少4小时，接着再由两位具判定资格的医生做第二次判定。两次判定皆通过才能确定患者为脑死亡状态，以保障整个判定过程的严谨性。

※注："脑死亡"与"植物人"为全然不同的两种状态。"脑死"为生命中枢"脑干"不可逆的死亡；"植物人"则为"大脑"的受损，使得患者虽部分或全然失去意识，但由于脑干功能正常，因此仍得以维持稳定的生命征象。

---

*编者按：目前我国尚未颁布脑死亡的判定标准，本文仅供读者借鉴。

通过脑死亡判定后，器捐小组将会评估捐赠者的器官与组织功能，以及尊重患者生前与家属的意愿，决定哪些器官可以捐赠，遗爱人间。

 医疗专线

中华民族往往有死者要"留全尸"的传统观念，此亦为东方国家的器官捐赠率远低于西方国家的原因之一。

而亲人间的活体捐赠，捐赠的器官仅限于一个肾脏或部分肝脏，此与这两个器官的特性有关系。一般人有两个肾脏，即使捐赠后仅剩下一个，在生活饮食正常的状况下也已然够用一辈子。而肝脏具备一定的再生能力，即使捐赠一部分出去，体内剩余的肝脏细胞仍会再生弥补。而身体的其他器官并不具备这样的特性，因此不适用活体捐赠。

防患于未然：
健康检查与保健食品是必要的吗

接着来聊聊近年来越来越热门的"预防保健"议题。由于大众的健康意识日渐提升，政府有关单位也意识到"预防"一个疾病所花费的金钱，绝对远小于"治疗"这个疾病所消耗的人力物力及财力，也因此"预防医学"的概念渐渐被重视而成为重点项目。在这个小节中，笔者将会跟各位深入浅出地介绍癌症筛查、健康检查、保健食品的使用方式等重要的知识。

自费健康检查如何抉择

以数十年前好发于妇女的宫颈癌为例，自从推动子宫颈抹片筛查以来，许多患者早期发现宫颈癌后，便接受子宫颈环状切除术，直接达到"根治"的目标，因此死亡率已连续30年呈下降趋势。近年来政府更是大力推动人乳头瘤病毒疫苗的注射（注：人乳头瘤病毒是造成宫颈癌的主因之一），盼借由人体产生对病毒的免疫力，进一步减少宫颈癌的发生率。

眼尖且心思细腻的读者就会发现，为何癌症筛查表，并没有包含占癌症总体死亡率前两名的肺癌以及肝癌呢？

原因是并非所有癌症都有经济实惠且敏感度高的筛查方式。以近年来癌症死亡率第一名的肺癌为例，较便宜的胸部X线由于解析度低且干扰因素

预防项目	检查内容	适用对象
乳腺癌	◆ 乳腺X线摄影检查 ◆ 建议每2年1次	◆ 45~69岁妇女 ◆ 40~44岁二等血亲内曾罹患乳腺癌的女性
宫颈癌	◆ 子宫颈涂片检查 ◆ 建议每3年1次	◆ 30岁以上的女性
大肠直肠癌	◆ 粪便潜血检查 ◆ 建议每2年1次	◆ 50~75岁大众
口腔癌	◆ 口腔黏膜检查 ◆ 建议每2年1次	◆ 30岁以上有嚼槟榔（含已戒槟榔）或吸烟者 ◆ 18岁以上有嚼槟榔（含已戒槟榔）之原住民

大，非常不容易发现早期的肺肿瘤。而高解析度的低剂量胸部CT检查，是目前国际上最建议的肺癌筛查方式。

♥ 有用的医学知识：有的内出血肉眼看不到

所谓的潜血，就是肉眼看不到的小出血。若是初期的大肠直肠癌，当粪便通过肿瘤生长处的时候，常会造成微量出血，但肉眼往往看不出粪便颜色的异常，因此需要靠精密的潜血检查来侦测。若是检查阳性，则医生会进一步安排大肠镜的检查以确诊。

又如肝癌，较佳的筛查方式为腹部超音波检查。但一样也是在财政及人力因素的考量下，较难以纳入免费癌筛项目。不过因出生于1986年7月之后的年轻一代多已照规定时程完成乙肝疫苗的接种，因此可以预期未来肝癌的盛行率及死亡率应会双双下降。（注：肝癌的发生，乙型肝炎病毒的感染占很重要的因素，因此40岁以上未接种过乙肝疫苗的普通人为较高风险的族群，特别是乙肝表面抗原阴性者。）

问：如果要做自费健康检查，该怎么选择？

答： 现在市面上自费的健康检查项目琳琅满目，许多有健康意识的大众往往不知如何选择，甚至盲目听从圈外人的建议而成了冤大头。关于自费健康检查的挑选，笔者有几点建议给大家参考。

◆ 量力而为设定自己的预算，并多方比价。

◆ 参考自己亲人得过的疾病，亦即"家族史"的部分。有相关家族史的人，应针对该疾病做较详细的检查。

◆ 了解自己有哪些疾病的危险因子，例如吸烟会增加心血管疾病及多种癌症的发生率，可考虑安排相应的检查。

◆ 若对于以上细节没有概念，建议找医生讨论，因其最了解您的身体健康状况。

◆ 做完检查后，务必请医生判读报告，并给予建议（如生活形态的改变、接受进阶的检查或处置等）。切勿花大钱做了健康检查，却不理会报告给予的警示。

许多人对于医疗院所的X线或CT检查有"暴露过多辐射线会致癌"的疑

虑，这其实也是大众的误解之一。大家要知道，平常我们生活的环境就有
"背景辐射"，台湾地区每人每年接受的天然背景辐射剂量约为1.6mSv。若
是坐飞机往返台北及美国西岸，暴露的辐射剂量约为0.09mSv。

而照一张胸部X线的暴露量约为0.02mSv（远不如坐飞机）；CT则依照
部位2~7mSv。而辐射工作人员暴露的剂量上限是每年20mSv，超过此标准才
认为可能对健康有影响。因此在做医学影像检查时，不需要过度担心辐射
剂量的问题。

保健食品千百种，该怎么挑怎么吃才不会踩雷

不管是门诊抑或是住院病人，都很爱拿着成堆的保健食品询问医生：
"医生我能吃这个吗？"经验多了就会发现，这世界上的保健食品真是无
奇不有，而且多数的产品价格完全不亲民。甚至有病患服用保健食品的认
真程度，跟药物比起来是有过之而无不及。对于千百种保健食品，无法在
此一一分析其优劣，因此笔者给予几个大方向的建议，供参考。

◆ "保健食品"终究是"食品"，并无法取代药物的疗效。因此切勿
本末倒置的想以保健食品治愈本身的疾病。从另一个角度来看，"保健食
品"的功用是"保健"，也就是预防的概念。因此若已经生病了，则务必
接受医学的正规治疗，切勿抱着鸵鸟心态地以为服用补品可以解决一切。

◆ 由于保健食品的市场相当大，背后的利益十分惊人，难保有不良厂
商制作低品质的产品，不但从中牟取暴利，甚至夸大其疗效，宣称使用后

能够取代正规治疗。谨慎起见，读者可以购买有国家食品药品监督管理局批准的"健"字号认证的产品，如此才有最基本的保障。

◆ 少数保健食品会影响正规治疗的进行，例如某些促进血液循环的产品，因为会使得血液不易凝集，因此外科医生开刀前仍会建议患者停用一段时间。倘若读者有使用任何类型的保健食品时，建议还是告知医生相关情形。

◆ 使用保健食品时，务必依照建议剂量使用。无论是食品还是药品，食用过多实有害无益。做个小结，购买保健食品时，可以检查是否有"健"字号为基准，勿被夸大不实的效用所蒙蔽，且需与正规治疗双管齐下，如此才能发挥保健食品最大的效果。

假新闻满天飞，网络上的资讯如何分辨

本章节的最后，来谈谈网络时代特别容易散布的谣言以及假新闻。曾有人做过统计，医疗健康类的假新闻数量特别多，其原因很可能跟背后的庞大利益有关。

然而，要散播一个假新闻非常容易，要澄清错误的观念却是数倍的困难。前阵子一位自称"老中医"的人拍了一部影片，教导大众若心肌梗死发作时，可拍自己的腋下自救。影片一发布便在网络平台上疯传，许多患者还真的信了，结果延误就医导致严重的后遗症发生。后来经过查证，该名"老中医"根本不具中医资格，即使后来澄清的报道陆续出现，对于受

害者而言却为时已晚。如此的憾事，几乎每天都在发生。

对于误人的假医药新闻，笔者建议可从以下几个观点进行辨析。

首先，弄清资讯的出处。对于曝光在我们眼前的"新知"或"真相"，第一件事就是询问自己"资讯哪来的？"若资讯来源是较大的媒体、或是专业的医药网站，则可信度较高，反之就要保持高度的怀疑，特别是在网络上互相转传的讯息。

其次，弄清这则"新知"背后的专业人士。首先可以看作者是谁，如果是有相关执照的医护人员，则可信度较高；若是记者所撰文，通常内文也会清楚标明"XX医院XX科，某某某医生表示……"如果文章内只有看到"专家说"或是"根据研究"这类无法进一步追溯源头的说法，则可信度大为降低。即使如此，仍可能有漏网之鱼。因此仍需配合其他的方式，以验证资讯的可信度。

接着，分析文章中的逻辑性是否正确。许多较为"高端"的假新闻，一开始引用的理论往往是对的，之后的推论却是大相径庭。例如一则阐述"禁食可以治百病"的假新闻中，一开始先提到2016年诺贝尔医学奖颁给研究"细胞自噬"的日本科学家大隅良典。文章前段还煞有其事地解说何谓细胞自噬，后来便突然提到"禁食疗法"，就是利用细胞自噬的原理来治病，试图误导读者此理论有诺贝尔大师的支持。这类逻辑分析对于非医学专业的读者可能较为困难，但此类假新闻利用上文提到的方法，了解资讯的出处及作者，仍可以很快地瞧出端倪。

再来，分析文章内容是否有广告企图，以及夸大不实的疗效。许多文章都是"假新闻、真广告"，在癌症治疗领域中更是一堆。常见的开头就是警告读者西医的治疗都很毒，西药往往都是与药厂"勾结"，治标不治本等的论调。后来就会带到他们自家纯天然的"自然医学配方"，有许多患者亲身实证之类的论述，最后当然就是产品的推销。这类业配的假新闻十分好破解，请读者们不要轻易相信。

最后，如果你对上述的方式都没有信心，不如把该新闻关键字丢给百度或微信搜索吧！现今网络资讯十分流通，只要稍微浏览过相关文章，该新闻到底是真是假，常常也就呼之欲出了。

以上，希望有带给大家更多破解假医药新闻的办法。其实我相信会看这本书的读者们，本身都具备一定的思辨能力，反而是在家闲来无事就划划手机、看看微信的长辈们较容易被误导。如果觉得这样的思维方式有理，不如就多分享给其他好友与长辈们，盼在网络时代的洪流中，越来越多人能够不吝于分享科学的知识，让更多人能辨明是非与真相！

第二章

这些常见的"症状"，是身体发出的警告

　　每个人在日常生活中，难免都会遇到身体不适，例如三不五时出现头痛、吃坏肚子造成胃肠炎、发热或感冒等，第一个在大脑闪过的念头往往是"该看医生了！"却很少有人换个角度思索：在看医生之前，我能不能先做些什么以缓解症状？

　　如果不幸得了胃肠炎，饮食要注意什么才能加快复原？因为工作压力大而感到胸闷，但这种胸闷跟心脏病发作的胸闷，又该如何区别？是否知道自己偏头痛，却不知道如何靠生活习惯改善？腰酸、背痛、加上脚麻，竟然有自己就可以做的改善方式？生病除了看医生吃药，有什么自我保健的方法是自己就可以做的？

　　本章节由生活中常见的"症状"着手，深入浅出地介绍头痛、胸痛、腹痛、筋骨酸痛、发热等常见不适之症背后重要的鉴别诊断，还有医生可能没时间告诉你的重要病理机制，以及如何从衣食住行方面做好疾病的预防保健！

恼人的头痛

案例：M女士今年37岁，平时担任保险业务员的工作，背负许多业绩压力。每当业绩不达标，M女士往往寝不安席、食不下咽，头痛也常于此时发生，更令她无法专心工作而陷入恶性循环。她上网找了"偏头痛"的资料阅读，觉得自己症状有点像，因此自行前往药店购买相关药物，吃了几天却效果不佳。

头痛的原因非常多，除了第一章节提到的"雷击般剧烈头痛""严重头痛伴随发热""头痛伴随意识不清"等情况，必须赶紧到急诊排除的紧急情况外，大部分的头痛较为慢性却十分麻烦。其实只要正确诊断，并于日常生活中避开头痛的诱发因子，绝大多数病患都能有显著改善。

小心掉进"偏头痛"的陷阱

"偏头痛"是常见且耳熟能详的头痛之一。以我自己的经验而言，病患常常来到诊间，不等医生开口，就自行告知医生："医生啊，我偏头痛又犯了！"但各位有所不知的是："偏头痛"这个名词已被太过滥用，甚至许多患者自以为的"偏头痛"并非正确诊断，以至于治疗的效果不尽理想，难怪怎么吃药效果都不好！

不是偏头痛！？那病因是什么

头痛依据原因，可简单地分为原发性头痛以及继发性头痛。原发性头痛与头部的痛觉神经系统过度敏感有关；继发性头痛则泛指头痛为其他疾病所导致，例如脑膜炎、脑瘤。本小节会将重点放在较常见的原发性头痛上。

原发性头痛综合比较表

	紧张型头痛	偏头痛	丛集性头痛
好发年龄	30～50岁	25～55岁	20～40岁
疼痛位置	头部整圈加上后颈部，如戴上紧箍圈的位置	通常单侧，少数情况双侧	单侧，常为眼睛及附近的区域
疼痛严重度	轻度至中度	中度至重度	极度严重
疼痛形态	疼痛伴随紧绷感	疼痛具搏动感	疼痛具烧灼感
发作持续时间	30分钟至1周	4至72小时	15分钟至3小时
发作次数	＜15次／月	1～2次／月	1～8次／天
伴随症状	少数人可能畏光或对声音敏感、不会伴随恶心、呕吐感	恶心、呕吐感、畏光、对声音敏感、可能有前驱症状或前兆	患侧眼睛红肿、眼睑下垂、瞳孔缩小、流泪、鼻塞、流鼻水、眼睑水肿、前额及脸颊水肿

有用的医学知识： 冷静看待头痛

原发性头痛较常见，主要原因是头部痛觉系统太敏感，一点点不适就会被放大百倍。

（一）原发性头痛

常见的原发性头痛有紧张型头痛、偏头痛，以及丛集性头痛。

● 紧张型头痛（tension headache）：如果你常常头痛加上肩颈酸痛，就要小心是不是紧张型头痛啰！紧张型头痛是所有头痛中最常见的，平均每 10 个成年人就有 7 人以上曾有过紧张型头痛。紧张型头痛的发生原因尚有争议，以前认为起因于颈部、脸部及头皮肌肉的过度紧张收缩，较新的理论则认为与疼痛受器的过度敏感有关。典型的症状如下。

头痛是以轻度至中度"钝痛"为主要表现

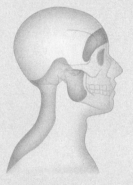

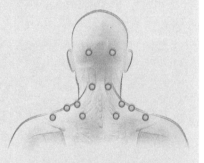

◆ 前额、两侧顶叶颞叶，以及后侧枕叶感到紧绷感，并可能沿着后颈往下延伸（想象你是戴着紧箍圈的孙悟空，左图）。

◆ 按压头皮、后颈及肩膀肌肉会感到疼痛（如右图压痛点）。

紧张型头痛预防小技巧

◆ 紧张型头痛与生活压力有密切关系，可能与压力导致肌肉紧绷以及痛觉敏感有关，因此紧张型头痛最好的预防方式就是适当处理压力，并放松自己，常常一夜好眠后，这类头痛就不药而愈。

◆ 此外，根据研究，戒烟少酒、规律运动、均衡饮食、不摄取过多咖啡因及糖，以及摄取足够水分，对于紧张型头痛的缓解皆有帮助。

● 偏头痛（migraine）：如果你是女性，且随着月经周期常常有头部单侧的头痛，就要小心是否罹患偏头痛啰！偏头痛的成因牵涉多种因素，与先天的基因与后天的环境因素皆有相关，因此偏头痛患者常有明显的家族病史。此外，研究也指出偏头痛与脑中5-羟色胺浓度下降有关，因5-羟色胺在疼痛调节上扮演非常重要的角色。偏头痛的典型症状如下。

偏头痛前驱症状（prodrome）
偏头痛发作前1~2天，患者可能会经历前驱症状，例如便秘、情绪波动、食欲增加、脖子僵硬、口渴、多尿、频繁呵欠等。

偏头痛前兆（aura）
偏头痛发作前数分钟至数小时，可能出现以下前兆：眼睛看到亮点或闪光、突发性失去视觉、手臂及小腿有针刺感、脸部或半边身体感到发麻及无力、说话困难、幻听、肢体无法控制的抽动等。绝大多数偏头痛患者并没有前兆的表现。

偏头痛发作后（post-drome）
头痛结束后，患者常感到筋疲力尽，并有头晕、易怒、困惑、虚弱、畏光及对声音敏感等表现，约持续24小时的时间。

偏头痛发作时（attack）
若无治疗，疼痛发作时间4~72小时。发作时疼痛常为单侧，并伴随搏动感或脉动感。此外，患者常出现恶心、呕吐、畏光、视力模糊、对声音敏感、头晕等症状。

预防偏头痛，可从避开诱发因子着手

● 性激素的波动	在女性身上，雌激素的波动易引发偏头痛的发生。因此有偏头痛病史的女性，在经期中以及月经来之前容易偏头痛。此外，怀孕以及停经妇女也较容易有偏头痛的发生
● 食物	奶酪、咸食以及加工食品都易诱发偏头痛。禁食或是跳过正餐（skip meals）也容易诱发
● 食品添加剂	甜味剂（阿斯巴甜，aspartame）以及味精（谷氨酸钠，MSG）易诱发偏头痛
● 饮品	酒精（特别是白酒）以及高咖啡因饮品是诱发因子
● 药物	如口服避孕药及血管扩张剂
● 感官刺激	强光、噪声、扑鼻的气味都是诱发因子
● 睡眠扰乱	时差、失眠或是睡过久皆易引发偏头痛
● 环境因素	如天气或气压的变化
● 剧烈运动	特别是体力透支的时候
● 压力	压力诱发头痛十分常见，学习如何与压力共处是根本之道

● 丛集性头痛（cluster headache）：头痛伴随流眼泪以及流鼻涕，就要小心是不是丛集性头痛了！丛集性头痛好发于男性，在原发性头痛中较少见，却是最剧烈难受的头痛之一。发生原因目前医学界尚无定论，有学者认为脑中的下丘脑生理时钟之异常可能扮演某种角色。丛集性头痛的患者常周期性的在半夜睡觉时痛醒，其典型症状如下。

丛集性头痛的发作分成密集发作期（cluster periods）以及休止期（remission periods）。前者常持续 6 ~ 12 周，在此期间内头痛常反复发作；后者则常持续数月，甚至数年，此期间内头痛不发作。休止期过后，可能再度进入密集发作期，形成循环。

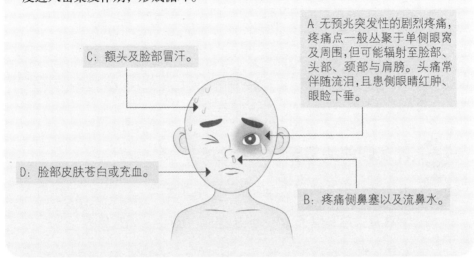

C：额头及脸部冒汗。

A 无预兆突发性的剧烈疼痛，疼痛点一般丛聚于单侧眼窝及周围，但可能辐射至脸部、头部、颈部与肩膀。头痛常伴随流泪，且患侧眼睛红肿、眼睑下垂。

D：脸部皮肤苍白或充血。

B：疼痛侧鼻塞以及流鼻水。

预防丛集性头痛小技巧

丛集性头痛并无明显的诱发因子，如食物、压力、性激素等，但是酒精会加剧密集发作期的头痛频率，因此宜尽量避免。

简而言之，如果你睡觉睡到一半，眼窝处突然剧烈疼痛，并伴随流眼泪及流鼻涕，那极有可能是丛集性头痛！

（二）继发性头痛

这类的头痛肇因于身体其他部位的疾病，可能原因有急性鼻窦炎、牙齿疾患、头部静脉血栓、血管瘤、动静脉畸形、脑瘤、一氧化碳中毒、脑震荡、疱疹性皮炎、三叉神经痛、中耳炎、脑炎、脑膜炎、巨细胞血管炎、青光眼、高血压、脑出血、原发性脑压升高、弓形虫感染、卒中、恐慌症等。继发性头痛必须针对根本病因治疗，头痛才有改善的机会。

 有用的医学知识： 解决原发病就能解决继发性头痛

继发性头痛的治疗一定要找到原发病，也就是要治本不能治标！例如急性鼻窦炎造成的头痛，一旦服药治好了鼻窦炎，头痛也会跟着痊愈。

问：什么样的头痛要特别小心？

答：
◆ 头痛伴随其他症状，如发热、体重减轻。

◆ 有重大危险因子，如艾滋病病毒携带者、癌症患者。

◆ 头痛伴随神经学异常，如单侧无力、意识不清、个性改变。

◆ 突发性的剧烈头痛。

◆ 患者超过 50 岁，且为新发生的头痛。

◆ 头痛随着时间越来越严重。

◆ 虽有头痛病史，但这次发作不同于以往形态。

◆ 头痛随着姿势变换而加剧 (如躺下)。

◆ 头痛会被咳嗽、打喷嚏、运动等动作诱发。

若头痛伴随以上情形，请务必尽快寻求医疗协助。出现这些情况代表脑部可能有实质性的病变，例如脑部的感染、血管出问题（如缺血性卒中或脑出血）、长脑瘤、癌症转移至脑部、脑压升高等。若临床上怀疑是大脑的实质性病变，医生会尽快安排做进一步的检查，如脑部CT，以弄清是否有明显可见的病灶以便于进一步的治疗。

脑部是人类的意识中枢、平衡中枢及生命中枢，因此出现这些不寻常的头痛一定要特别小心。

胸闷、胸痛，
是不是心脏出了问题

案例：Z先生今年50岁，于某电器公司担任中阶主管。近日由于底下部门营运不佳而遭到上级的约谈，并给予3个月改善期。若3个月后部门收益没有起色，主管位置恐不保。自此Z先生每日上班如履薄冰，心理压力也倍增，胸口时不时就有闷闷的感觉。一日半夜他因严重的胸闷而惊醒，生怕是罹患了新闻上常听到的"心肌梗死"，连忙打了120请救护车送他来急诊。急诊室医生问诊后马上做了心电图，并抽血检验心肌酶，但结果并无任何异常，因此初步判断胸闷可能是压力以及自主神经失调所引起。

胸闷或胸痛十分常见，且疼痛的形态非常多，从刺痛、压痛至钝痛、烧灼感皆可能发生。若是心血管问题造成的胸痛、疼痛感，甚至会转移至脖子、下巴、肩膀、后背等。笔者在第一章中曾提过，若胸痛的原因牵涉到心脏问题或肺脏问题，则可能有生命危险，需尽快就医。这个小节则会为大家剖析常见胸痛的原因、病理机制以及因应之道。

原来这些原因都会胸口闷痛

胸闷或胸痛的表现十分多，视其成因而定。之前在医院急诊服务时，因胸口闷痛来就诊的人不在少数，有些患者甚至时不时就会因胸痛发作而前来就医。值得注意的是胸口闷痛常非心脏问题所引起，然而对于大众来说，自行判断不适感是否为心脏引起并不容易。因此若胸痛已造成您的不舒服，还是建议尽早就医，让临床医生做详细的检查。在此，我们简单将胸口不适的成因分为心脏相关、肺部相关及其他因素。

心脏相关之胸口不适

若胸口闷痛的成因为心脏相关，常具有以下表现，建议出现这些情况则赶紧就医：

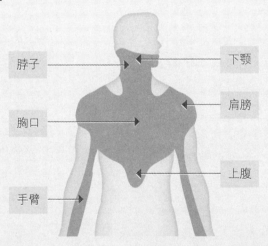

脖子　　　　　　　　　　下颚

　　　　　　　　　　　　肩膀

胸口

　　　　　　　　　　　　上腹

手臂

◆ 胸口处撕裂痛、或如大石头压住般的疼痛，疼痛感辐射至脖子、下巴、肩膀、上肢，甚至背部（如图）。

◆ 胸口有压力感、肿胀感、烧灼感或紧绷感。

◆ 疼痛感反复，每次持续数分钟以上，并随着身体活动而加剧。

◆ 觉得呼吸喘不过气。

◆ 全身冒冷汗。

◆ 觉得头晕及全身虚弱无力。

◆ 伴随恶心、呕吐感。

至于常见之心脏因素引起的胸痛，发生原因可细分为以下数种。

心肌梗死

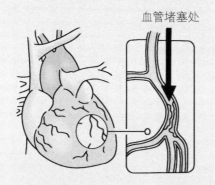

血管堵塞处

即一般俗称的"心脏病发作"。起因为供应心脏血流之"冠状动脉"堵塞，造成心肌细胞缺氧而坏死，有立即致命的危险。

● 苍蓝鸽贴心提醒："心肌梗死"就是俗称的"心脏病发作"。

心绞痛

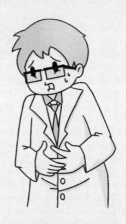

心绞痛可视为心肌梗死的前期。此时心脏的"冠状动脉"血流已经不足，但尚未达到心肌细胞坏死的程度。因此，心绞痛常于运动时，心肌细胞需氧量提高时发生；或是好发于天冷时，冠状动脉收缩以至于心肌血液量减少而缺氧。

● 苍蓝鸽贴心提醒：把"冠状动脉"比喻成水管的话，心肌梗死是水管完全堵死而没有水流；心绞痛则是水管只有部分堵塞，但水流已经不够。

主动脉夹层

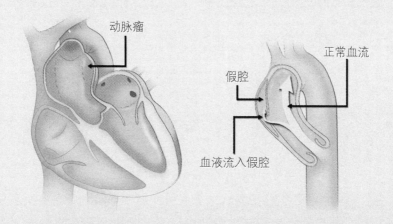

动脉瘤

假腔

正常血流

血液流入假腔

胸口的大动脉管腔因管壁结构异常（如动脉瘤）或是高血压，使得血管壁内膜和中层撕开分离，形成所谓的"假腔"（如上图）。当大量血液涌入无效的假腔中，会使得重要器官的血液供应不足，更甚者因假腔内压力过大而使主动脉破裂，有致命的危险。

通常主动脉夹层发生时，患者会感受到"此生最剧烈尖锐的胸痛，且痛到背后"。

● 苍蓝鸽贴心提醒：简单来说，血液原本要在管腔内流动，现在都挤到管壁的"假腔"里面去了，造成血流供应不足，甚至主动脉因此而破裂。

♥ **有用的医学知识**：胸口闷痛不一定是心脏问题

虽然胸口闷痛，通常不是心脏问题所导致，但仍建议及早就医排除此种较危急的情形。通常医生会借由心电图及抽血检验心肌酶来获取更多的线索。

心包膜炎

正常心包　　　　心包发炎

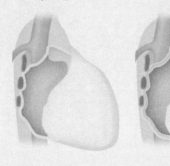

　　心包为包覆在心脏外的囊状组织，可能因感染或自身免疫疾病等因素而发炎。典型症状为胸口尖锐的刺痛感，疼痛会随着吸气或躺下而加剧。

心肌炎

　　心肌炎为心脏肌肉的发炎，常为病毒感染所引起，如流感病毒、柯萨奇病毒（肠病毒家族的一株）等。心肌炎为非常严重的感染，有一定的致死率。病患一经诊断为心肌炎，常需进加护病房观察治疗，视情况会需要体外心肺循环机的支持。

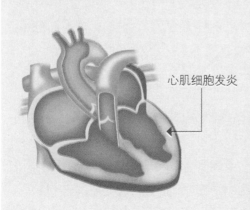

心肌细胞发炎

　　● 苍蓝鸽贴心提醒：体外心肺循环机就是鼎鼎大名的"ECMO"。

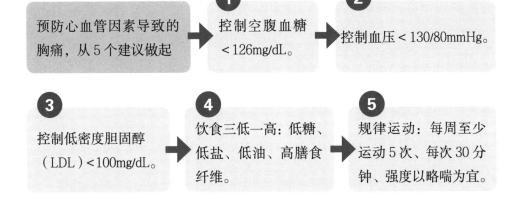

预防心血管因素导致的胸痛，从 5 个建议做起

1 控制空腹血糖 < 126mg/dL。

2 控制血压 < 130/80mmHg。

3 控制低密度胆固醇（LDL）<100mg/dL。

4 饮食三低一高：低糖、低盐、低油、高膳食纤维。

5 规律运动：每周至少运动 5 次、每次 30 分钟、强度以略喘为宜。

肺部相关的胸口不适：肺部相关之胸口不适也是相对紧急的一环，尤其是肺栓塞常需要立即进行急救，否则有生命的危险。

● 肺栓塞（pulmonary embolism）：肺脏内的肺动脉遭到血栓堵住，以至于血流无法抵达肺脏完成气体交换，再加上可能因肺动脉压力提高造成右心衰竭，为具生命危险的急症之一。常见症状有呼吸喘、胸痛、咯血等。

> ♥ **医学急救站：** 动脉的堵塞都是严重情况
>
> 心脏的"冠状动脉"堵塞＝心肌梗死；肺脏的"肺动脉"堵塞＝肺栓塞，两者都是非常紧急的状况，需要立即的医疗介入。

易发生"肺栓塞"的高风险病患

"肺栓塞"之所以发生，下肢的深层静脉栓塞（deep vein thrombosis）常是罪魁祸首。一旦沉积于下肢静脉的粥样斑块（plaque）脱落形成血栓，血栓随着血流回到右心室后，便容易顺流至肺动脉，堵住血管形成肺栓塞。也因此，以下 3 种状况的人具有较高风险发生肺栓塞，须特别留意。

1. 久坐不动的人：如搭飞机（即经济舱综合征）、卧床的病患、足部手术后无法移动的病患。

2. 高凝血状态的人：如孕妇、或具有高凝血状态先天疾病的患者。

3. 肺动脉内皮细胞异常的患者：如肺部进行过手术、或做过肺部导管手术。

● 气胸（pneumothorax）：气胸是指气体不正常地进入胸膜腔，形成积气状态。这股气体的压力会压迫肺部导致塌陷，进而影响患者的呼吸。患者常有呼吸喘、患侧胸口刺痛感等表现。

● 胸膜炎（pleurisy）：如同心脏有心包膜，肺脏周围也有胸膜。胸膜同样可能因感染或自身免疫疾病等因素导致发炎，造成胸口刺痛。这种疼痛常会因为吸气或咳嗽而加剧。

♥ 有用的医学知识： 没事多动动真的有利于健康

简而言之，如果脚都不动→下肢血液回流不好→下肢深层静脉内血液凝集，形成血块→血块剥落，顺着血流回到右心室，然后抵达肺动脉堵住血管→肺栓塞形成→肺部无法换气、右心室衰竭→悲剧。所以没事多动动脚是有好处的！

● 其他肺脏相关疾病：如肺炎、支气管炎、肺结核、肺肿瘤、肺塌陷、血管炎等。

其他因素引起的胸口不适：包括消化系统、肌肉骨骼、皮肤疾病以及身心疾病引发的胸口不适。

● 消化系统相关因素：如胃食道反流（俗称"火烧心"）、吞咽障碍、胆胰疾病等，皆可能造成胸口不适。

严重的气胸有生命危险，不可不慎！

若气胸严重，胸膜腔累积的气体太多，会压迫到腔静脉而影响回心血流，造成血行动力不足。此情况称为张力性气胸（tension pneumothorax），为需要立即抢救的急症之一。气胸未必为外伤造成，自发性气胸也是常见病因。

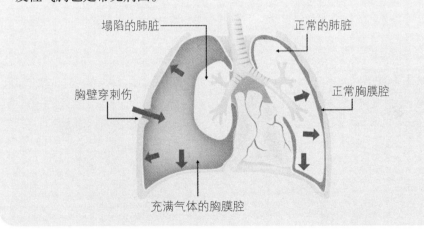

塌陷的肺脏　　正常的肺脏

胸壁穿刺伤　　正常胸膜腔

充满气体的胸膜腔

● 肌肉骨骼相关因素：如肋软骨炎、胸口肌肉拉伤、纤维肌痛症、肋骨外伤等。

● 皮肤疾病相关因素：如带状疱疹（俗称"皮蛇"，详见本书第162页）会造成胸口皮肤的刺痛感。

胃食管反流
如何缓解与预防？

● 身心疾病相关因素：如恐慌发作、焦虑症、抑郁症、自主神经失调等皆会造成胸口不适。此类因素造成的胸口闷痛虽非急症，但患者比例并不低。

安定自主神经，你可以这么做

◆腹式呼吸
腹式呼吸可以活化副交感神经，减少焦虑。做法如下：以鼻子慢慢地吸气，直到腹部微微鼓起，再慢慢吐气。

◆均衡饮食
每日至少五蔬果，营养素是稳定神经的基础。

◆规律运动
运动除了强身健体，也有助于自主神经的调节。

◆充足睡眠
睡眠对于放松的重要性不言而喻。

◆多晒太阳
阳光可刺激血清素的分泌，对于情绪有正向的帮助。

胸闷乱服舌下药物，小心二次伤害

近年来，民间掀起一阵"硝酸甘油舌下含服药物"的采购潮与滥用潮。原因推测是有网络上传播的"胸痛即赶紧使用舌下含服药物"这个似是而非的概念，再加上老百姓喜欢转发所谓"保健秘方"的习惯，造成许多中老年人药品不离身，生怕心脏病突然发作而暴毙。事实上，硝酸甘油舌下含服药物是强力的血管扩张剂，如果是心脏血流不足引起的胸痛，服用这种舌下含服药物后的确能够扩张冠状动脉而缓解胸痛。

但是前面提过，大多数的胸痛并非心脏因素所造成，此种状况下服用含服舌下药物不但没有好处，反而容易造成低血压，甚至头晕昏厥。许多人原是压力大导致的胸闷不舒服，服用舌下药物后反而造成低血压，结果昏厥撞到头被送来急诊。所以这类药品的使用真的是不可不慎。

硝酸甘油舌下药物使用小叮咛

◆ 购买硝酸甘油舌下药物前，务必跟您的家庭医生或心脏科医生讨论是否适合使用，以及清楚了解使用的时机与方法。
◆ 若使用3颗硝酸甘油舌下药物后胸痛仍未改善，须赶紧就医。
◆ 硝酸甘油舌下药物务必坐着服用，以减少头晕昏厥等症状的发生。

用药补给站：使用处方药前一定先和医师沟通

未跟医生讨论就自行服药的结果，常是根本病因不但没有解决，反而承受了药物的副作用，实非明智之举。

腹部好痛，
是不是吃坏肚子了

案例：S女士今年35岁，在某会计事务所上班。一日晚餐后她觉得肚子有些不舒服，自行服用胃药之后，不但没有好转，反而随着时间过去越来越难受，并伴随恶心想吐的感觉。到了半夜，辗转难眠的她发现疼痛的范围从肚脐周围渐渐地移往右下腹的位置，也开始感到畏寒，因此决定前往医院急诊室就诊。急诊室医生了解病史及做了理学检查后，初步怀疑腹痛是阑尾炎所引起，因此安排了抽血以及腹部CT检查以确诊。

腹痛腹胀也是病患来到急诊的主要主诉之一。检查起来的病因十分多，从吃坏肚子、胃肠炎，到本案的阑尾炎（俗称盲肠炎）、肠阻塞、肠穿孔、胆管疾患、胰脏疾患、功能性肠疾患等皆有所见。我在急诊服务的时候，还有一位年轻男性因为遭到友人灌酒导致严重胃痉挛来求诊，所幸经诊断给药后即缓解不少。这小节就带着大家了解常见的腹胀、腹痛原因以及预防之道。

❤ **有用的医学知识：** 鉴别诊断就是辨清疾病

鉴别诊断是医学上的重要名词，意思为某种症状出现时，背后可能的疾病组合。例如"肚子痛"的鉴别诊断有胃肠炎、阑尾炎、胆囊炎、胰脏炎等。

胀气好难受，该如何缓解及预防

胀气是许多人都有的经验。我自己的经验是，每当吃完正餐后趴着休息，醒来后肚皮常胀得犹如鼓面，敲击时还会出现"咚咚咚"的鼓音，十分不舒服。究竟肚子里为什么会有气体呢？

● **腹内气体产生的原因**：胃肠道的空气有进有出。进去的气体中，约90％的空气是由口中吞入，不到10％的空气是由肠内菌所产生。而要排出气体主要就是借由两个方法：打嗝跟放屁。也因此，如果进入胃肠道的空气多过于排出的气体，那么胀气就发生了。我们可以简单地将成因分为气体产生过多和气体排出不良。

1. **气体产生过多**：发生的原因相对单纯，主要是由口吞入太多空气、抑或是吃了太多高产气的食物。也因此，容易胀气的人切忌边吃东西边讲话、狼吞虎咽、抽烟、吃槟榔、喝气泡饮料，造成吞进胃肠道的气体过多。此外，也要尽量少吃高产气食物（详见第110页）。

2. **气体排出不良**：许多因素会造成气体排出不良，现一一介绍如下。

● **姿势**：如趴睡、驼背、久坐，皆会影响肠胃蠕动而减少气体的排出。孕妇也容易因胃肠道被压迫而造成气体排出不易。经常起身活动即能有效地缓解胀气。

● **功能性肠疾患**：如大肠易激惹症、习惯性便秘等。

● **结构性肠梗阻**：如手术后的肠粘黏、胃肠道肿瘤造成的梗阻，常会有胀气、腹痛、呕吐等的表现。

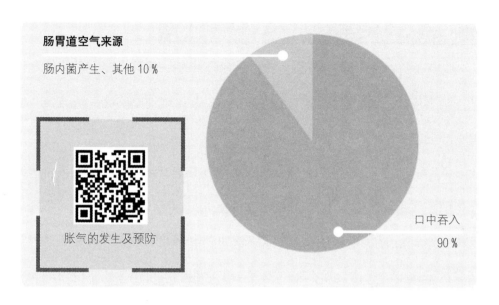

肠胃道空气来源

肠内菌产生、其他 10 %

胀气的发生及预防

口中吞入

90 %

2 种胀气要特别小心

第1种：胀气持续三天以上没有好转。

第2种：除了胀气，还合并呕吐、拉肚子、血便、体重减轻、排便习惯改变、发热等症状。

出现以上2种状况，通常代表是病理性原因造成的胀气，记得尽快寻求医生的协助哦！

产气食物一览表	低产气食物	米、蛋、鱼、禽类、莴苣、花椰菜、黄瓜、辣椒、梨子、番茄、芦笋、草莓、橄榄、葡萄、玉蜀黍、果仁、巧克力
	中产气食物	马铃薯、苹果、茄子、面包
	高产气食物	豆类、根茎类、十字花科蔬菜、牛奶、洋葱、芹菜、胡萝卜、葡萄干、香蕉、梅子、杏仁

能不能吃东西？急性胃肠炎指南

急性胃肠炎可以说是每个人都有的经验。发作起来除了腹部绞痛、上吐下泻，也可能伴随发热及上呼吸道的症状，十分难受。胃肠炎是一种胃肠道的感染症，一般而言可以简单区分成"细菌性胃肠炎"以及"病毒性胃肠炎"。

● 细菌性胃肠炎：细菌性胃肠炎常见的病原菌有沙门杆菌、赤痢杆菌、空肠弯曲杆菌、病原性大肠杆菌、金黄色葡萄球菌、仙人掌杆菌及霍乱弧菌等。这类型的胃肠炎好发于夏季，患者可能排出带血丝的粪便或是黏液便。一经确诊后，医生会判断病原体的种类以及严重度决定是否投予抗生素治疗。抗生素是治疗"细菌感染"的药物。因此如果是"病毒感染"，使用抗生素没有任何意义，还会助长细菌的抗药性发生。

● 病毒性胃肠炎：绝大多数的胃肠炎属于此种。最常见的病原体是轮状病毒、诺如病毒以及腺病毒。诺如病毒及轮状病毒主要流行季节为冬季，而腺病毒则是一整年内都会发生。病毒性胃肠炎的主要症状是水样泻和呕吐，也可能伴随腹痛、发热、头痛、恶心、肌肉酸痛等症状。绝大多数的病毒性胃肠炎是自限性的，只要注意水分与电解质的补充，病程过去后就会自然康复。

♥ **有用的医学知识：** 自限性疾病等同于没啥事

自限性（self-limited）是医学上常用的术语之一。一个疾病为"自限性"常代表病患不需特别治疗，只需等待自然病程结束后就会痊愈。换句话说，就是"佛系治疗"的意思。

预防胃肠炎，你可以这么做

胃肠炎主要是以"粪口"为传染途径，亦即患者排泄物中含有大量的病原体，这类病原体被健康人士吃下肚后即会造成感染，因此请务必做到以下几点。

◆ 勤洗手，尤其在吃饭前、如厕后，以及烹饪前。

◆ 食物彻底煮熟，饮用水煮沸后再饮用。

◆ 消毒被污染物体的表面、清洗被污染的衣物及床单、小心处理病患的排泄物及呕吐物。

问：得了胃肠炎，还能吃东西吗？

答：以前的患者得了胃肠炎，医生可能会叮咛"尽量少吃东西，多补充水分与电解质"。然而较新的观念认为胃肠炎"不需完全禁食"，因及早开始进食可以加速病毒性胃肠炎的恢复。除非患者一吃就会吐或拉肚子，才选择空腹1至2餐让发炎的肠胃休息。胃肠炎的饮食建议如下。

◆ 可使用口服电解质液矫正因拉肚子造成的脱水现象。

◆ 食物部分选择容易消化的淀粉类食物，如稀饭、米汤、面条、馒头、吐司等。纤维质较少的水果，如香蕉、苹果等也合适。蛋白质方面可以选择清蒸鱼，较容易消化。

◆ 避免高脂肪以及甜份高的食物，如炸物、蛋糕、果汁。

◆ 急性期及恢复期避免饮用牛奶，因胃肠炎会使肠道上的乳糖酶失去功能，喝牛奶非常容易拉肚子。

阑尾炎一定要开刀吗

阑尾，是连接在盲肠上，如小指状般的囊状构造。阑尾是个退化的器官，平常对我们身体没什么贡献，还可能因为粪石（stercolith）堵塞管腔，造成细菌过度滋生而引发"阑尾炎"，也就是一般听到的"盲肠炎"。

阑尾炎好发的族群

阑尾炎在任何年纪的人，无论男性、女性皆可能发生。然而最好发于10～30岁的年轻人。换句话说，年轻人腹痛（尤其是右下腹），要特别小心是否为阑尾炎，若疼痛几个小时内未缓解则赶紧就医。

阑尾炎典型症状

先是肚脐周围的闷痛，后疼痛渐渐移往右下腹部。随着患者阑尾位置的不同，疼痛位置会跟着改变，例如孕妇的阑尾位于较上方，因此常以上腹痛来表现。此外，阑尾炎常有以下症状。

◆ 腹痛随着咳嗽、行走、跳跃而加剧。

◆ 恶心呕吐感。

◆ 排便异常，可能便秘或是腹泻。

◆ 食欲下降。

◆ 明显的腹胀。

◆ 低热，随着发炎严重度提升会转变为高热。

 医学急救站： 阑尾炎症状不严重也应及时治疗

　　盲肠炎应称之为"阑尾炎"比较精确，因为发炎的"阑尾"是连接于"盲肠"上，两者是相邻但不同的构造。所以怀疑阑尾炎不要拖延就诊，拖到阑尾破了就有所不好办。

　　若阑尾炎没有及时治疗，阑尾会开始肿胀、化脓、甚至破裂。严重发炎而破裂的阑尾会导致腹膜炎，是非常严重的感染，需立即投予广谱抗生素治疗，且有一定的生命危险。根据阑尾炎的严重度，选择的治疗方式与顺序会随之不同。

手术割除阑尾

　　若阑尾炎尚未造成危及生命的严重感染，手术割除阑尾为第一优先选择。方法有传统开腹手术以及较新的腹腔镜手术。一般而言腹腔镜手术的伤口较小、疼痛较轻、且复原较快。但要注意腹腔镜手术并非适合所有人。若阑尾已严重化脓，甚至破裂，外科医生可能会考虑传统开腹手术清疮，如此才能将腹腔中的发炎组织与积脓都处理干净。

广谱抗生素治疗

　　若阑尾炎造成的感染十分严重，则会出现血压不稳、尿量减少、意识不清等败血性休克的症状。若当下判断不适合手术，则应先以广谱抗生素治

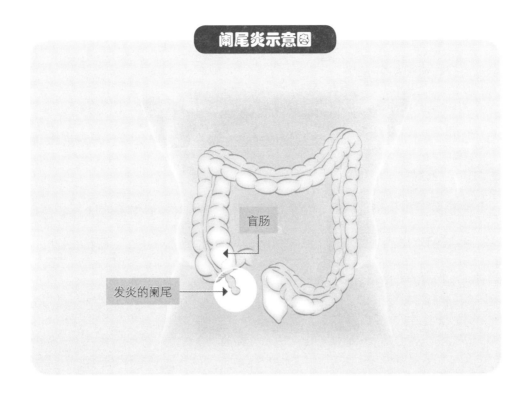

阑尾炎示意图

盲肠

发炎的阑尾

疗一个疗程，也可能加上引流管引流脓液，等感染控制下来再进手术室切除阑尾。

当然有人会问，如果使用抗生素治疗后情况改善，是不是可以不开刀？一般而言还是会建议把阑尾拿掉，一来是因为阑尾没有实质上的功用；二来是如果阑尾还在，以后仍可能会复发。

阑尾炎手术后的保健方法

◆ 前几天避免剧烈活动。若您是做腹腔镜手术，建议前 3～5 天避免较大的动作；若是传统开腹手术，则手术完前 2 周的动作都要小心。

◆ 大笑或咳嗽时，务必给予伤口一个支持的力量。可以使用枕头或手掌来支撑，避免伤口裂开。

◆ 若服用止痛药后伤口仍疼痛难耐，务必赶快回诊请医生检查。

◆ 起身时动作放慢，凡事都慢慢来。觉得身体可以负荷后再渐渐增加活动强度与速度。

◆ 恢复阶段的充足睡眠非常重要，身体会比平时需要更多休息。

◆ 回到学校或工作岗位后，量力而为，通常会需要用2～4周的时间才能尝试一般强度的活动。

常见肌肉骨骼疼痛解析

案例：S女士今年50岁，是一位平凡的家庭主妇。平时身体还算健康，只是偶尔背部会有酸酸的感觉，经过热敷按摩之后就会改善不少。5天前大扫除正在搬重物时，S女士背部突然疼痛起来，她赶紧放下手边的工作并吃了止痛药。药物虽然有效，但药效一过疼痛感再度袭来。

这两天发现除了下背痛，小腿及大腿后侧也开始有些麻麻的感觉，因此赶紧至门诊就诊。门诊医生问完病史后、做了理学检查并安排胸椎腰椎X线摄影，初步判断是腰部椎间盘突出压迫到腰椎神经，因此造成了背痛、脚麻等的症状。给予病患卫教后，医生便安排了一系列的复健治疗。

肌肉骨骼的不适也是不少人需要面对的课题。从我在急诊室的经验来看，因严重下背疼痛而来求诊的病患不在少数。然而我都会提醒患者：急诊是处理急重症和救护的场所，特别是那些有生命危险的人。

而下背疼痛虽然不舒服，来到急诊还是只能止痛居多，有许多精密的检查以及后续的复健治疗，还是得靠门诊医生安排，病患知情后也表示理解，多数患者后续在门诊治疗也获得良好的成效。

深谙此议题的重要性，因此这一小节就深入浅出地为大家介绍抽筋、下背痛以及自身免疫疾病的常见原因与保健之道。

抽筋好痛苦！除了补充钙片之外，该怎么办

"抽筋"是许多人都有的毛病。年轻人常常是运动的时候抽筋，等年纪迈入中年，会开始有睡觉时小腿抽筋等情形发生。许多人面对抽筋，第一个念头就是"是不是身体缺少钙质？"然而，缺钙只是抽筋发生的原因之一。若无脑补充钙质而未注意其他方面，改善抽筋的效果往往大打折扣。

造成抽筋的原因有哪些

以下七种原因，是最常见造成抽筋的因素。

1.身体的总水分不足：因此适时补充水分很重要。

2.电解质不平衡：钾、钠、钙、镁不足，使用利尿剂的病患更容易发生。

3.肌肉过度紧张疲劳：因此运动前的热身非常必要。

4.肌肉温度过低：睡前温热敷小腿有助于抽筋的改善。

5.孕妇：容易电解质不平衡（尤其容易缺钙），下肢循环亦不佳。

6.周边血液循环不良：如静脉曲张病患及糖尿病、高血压等慢性病患者。

7.其他神经肌肉病变：较为罕见。

为什么剧烈运动后容易抽筋

为何剧烈运动后容易抽筋呢？套入上述可能的7种原因分析，我们可以

得知：剧烈运动后，身体的水分不足，再加上钾离子等电解质的流失、肌肉过度紧张疲劳。如果在运动之前又没有先热身的话，肌肉的血液循环又会大打折扣，就更容易抽筋啰！而令人困扰的睡觉时腿部抽筋，一样可以针对上述 7 种原因去做根本的改善与调整。

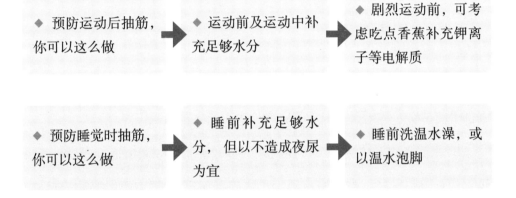

◆ 预防运动后抽筋，你可以这么做 ➡ ◆ 运动前及运动中补充足够水分 ➡ ◆ 剧烈运动前，可考虑吃点香蕉补充钾离子等电解质

◆ 预防睡觉时抽筋，你可以这么做 ➡ ◆ 睡前补充足够水分，但以不造成夜尿为宜 ➡ ◆ 睡前洗温水澡，或以温水泡脚

问：抽筋发生时，该怎么办？

答： 坊间有一种说法，"左脚抽筋则举起右手，右脚抽筋则举起左手"，这种说法缺乏实证依据，以前抽筋的时候，我如此试过也没有缓解，因此建议大家拉伸抽筋的肌肉才是根本之道。

◆ 停止当下动作，并尽量放松。

◆ 温柔地伸展抽筋的肌肉。

◆ 可加上按摩、冰敷止痛作为辅助。

抽筋的原因及预防之道

长期令人困扰的背痛

背痛常影响患者的日常生活及工作，是门急诊常见的主诉之一。背痛可分为急性背痛（疼痛 <6 周，常为跌倒或搬重物所引起）以及慢性背痛（疼痛 >3 个月，相对少见）。令人庆幸的是，绝大多数的背痛是可以预防或改善的，真正需要到手术治疗的下背痛相对少数。

背痛常见的原因

● 肌肉或韧带拉伤：搬重物或背部不适当的出力常造成背部肌肉或脊椎韧带的拉伤，甚至会引发背部肌肉痉挛而产生剧烈疼痛。

● 椎间盘破裂或突出：椎间盘是两节脊椎间的缓冲构造。当脊椎承受较强的垂直力量时（例如搬重物），椎间盘便有可能因这股力量而破裂，使得椎间盘向后方或侧方突出，造成背痛。若突出的椎间盘压迫到附近往下走的神经根，便可能导致腰痛、腰麻、下肢麻痛等的表现。

● 关节炎：退化性关节炎会影响脊椎接合处的关节，严重的话甚至会使脊髓腔的空间变得狭窄（亦即椎管狭窄），间接使得脊椎神经遭到压迫。

● 脊椎骨骼异常：当脊椎的曲度异常，如严重的脊椎侧弯亦会造成背痛。

● 骨质疏松：常见于年长者。由于脊椎骨骨质疏松，造成脊椎骨产生压迫性骨折。除了背痛，也会造成身高变矮、背无法打直等的表现。路上常见许多长者身高不高，且只能驼背走路，主要就是因为脊椎压迫性骨折的关系。简单来说就是骨质疏松的脊椎被体重给压扁了。关于骨质疏松详见第 3.4节（详见第167页）。

何谓"椎间盘突出压到神经"

下列是脊椎的侧视图及脊椎横剖面图。可见脊神经是由脊髓腔两侧发出，支配我们躯干、四肢的运动及感觉。因此一旦椎间盘向后突出压迫到神经，便会对该神经支配的区域造成影响，如麻、痛、无力等。

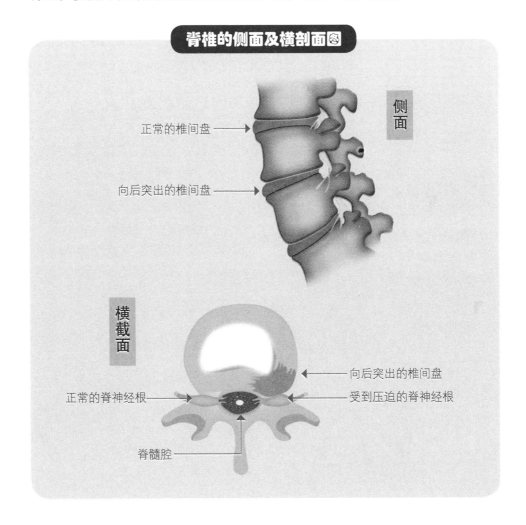

脊椎的侧面及横剖面图

正常的椎间盘

向后突出的椎间盘

侧面

横截面

向后突出的椎间盘

正常的脊神经根

受到压迫的脊神经根

脊髓腔

预防及改善背痛，你可以这么做

❶ 维持适当的体重：过重的体重长久下来会对脊椎及椎间盘造成极大的负担，也会使得背部肌肉过度疲劳。若您的体重超过正常值，则减重是改善背痛的绝佳方法。

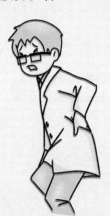

❷ 运动：规律、低强度的有氧运动例如快走及游泳，可以增强背肌的强度及耐力，亦可增强背肌的保护功能。

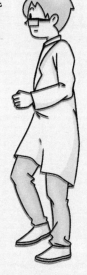

❸ 站姿及坐姿：背打直，并可在腰后放个枕头，使腰椎维持适当的弯曲角度。坐的时候双脚自然落地，膝盖务必与骨盆同高。

❹ 训练肌肉的力量与弹性：适度的核心运动可增强腹肌与背肌的强度及协调性，对于您的背部有相当好的保护作用。

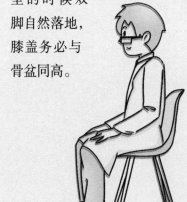

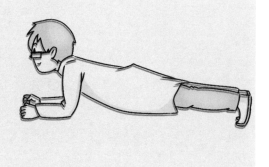

❺搬重物注意事项：尽量避免搬动重物。若不得已，务必先蹲下、将背伸直、将重物靠近身体、再利用双腿的力量站起，如此背部的负担将会减轻不少。

○ 正确动作示范

✖ 错误动作示范

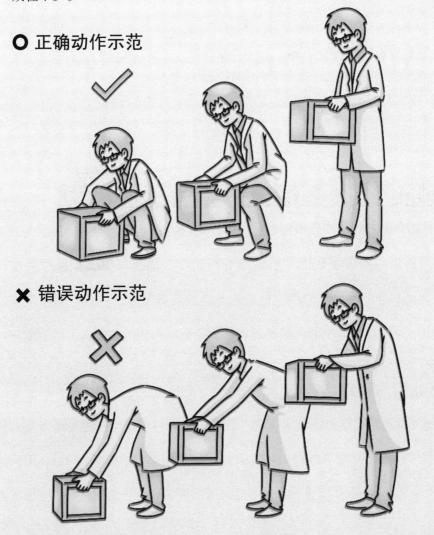

※ 若搬重物时双脚未弯曲，将造成脊椎及背部肌肉过大的负担，易诱发背痛等不适。

出现下列背痛，务必尽快就医

◆ 伴随大小便困难，或失禁。 ◆ 背痛伴随发热。

◆ 外伤导致的下背痛。 ◆ 严重背痛，不会因为休息而缓解。

◆ 疼痛／麻感渐渐往下肢延伸。

◆ 单侧或双侧下肢出现麻／刺／无力等症状。

◆ 背痛伴随显著的体重减轻。 ◆ 50 岁后第一次发生背痛。

◆ 有癌症、骨质疏松、长期使用类固醇等病史。

※ 医学上有意义的体重减轻，指的是 6 个月内减轻达原本体重的 10%，或是在 1 个月内急速下降 5%。

免疫细胞攻击自己人：浅谈自身免疫疾病

有部分患者的关节软组织酸痛，与运动伤害或结构上的异常并无关系。他们所罹患的疾病统称为"自身免疫疾病"，简单来说他们的"免疫细胞"敌我不分，连自己的细胞也攻击。这种攻击是全面性的，而关节常常是攻击的目标之一，也因此这类患者常常会有对称性的多处关节酸痛。

免疫细胞为何攻击自己人

免疫细胞是靠对方细胞表面的"糖蛋白"来辨识这个细胞是敌方还是我方。整个辨认的过程极为精细且复杂，因此难保免疫细胞可以100%正确的辨识。一旦身上带有某些基因或特定的免疫疾病，再加上后天环境诱发等的因素，使得免疫细胞不受控的辨识错误而攻击自身的细胞，"自身免疫疾病"就发生了。

自身免疫疾病发生时，由于身体多处组织都可能受到免疫细胞的攻击，因此症状表现往往非常多样，初期并不容易诊断出来。我们列举常发生在年轻女性以及年轻男性的红斑狼疮（lupus）以及强直性脊椎炎（ankylosing spondylitis）为例。

红斑狼疮小档案

　　红斑狼疮好发于 15~45 岁的女性。免疫细胞会全面攻击自身器官或组织，例如关节、皮肤、肾脏、血液、脑部、心脏、肺脏等。常见症状如以下：

◆ 疲倦。◆ 发热。◆ 关节疼痛、僵硬及肿胀。
◆ 脸上出现蝶形红斑（如图）。
◆ 头痛、意识混乱、记忆障碍。
◆ 皮肤照光后会出现红疹，原有红疹会更加恶化。
◆ 暴露在寒冷或有压力的环境时，肢体末端容易发白或发蓝。
◆ 呼吸喘不过气。◆ 胸口闷痛。
◆ 干眼症相关症状，如眼睛干涩、有异物感。

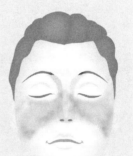

 医学知识：怎么理解自身免疫疾病

　　对于自身免疫疾病，不如想象成军队在领土上随时防范敌军军队的进攻，军队就是自身的免疫细胞；敌国的军队就是病毒、细菌等的病原体。即使两国士兵穿着略为不同，但本国军队偶尔还是会产生误判敌我的状况而攻击到自己的军队或平民。如果这种状况严重到有症状产生，就称为"投射"。

强直性脊椎炎小档案

强直性脊椎炎好发于青壮年男性，大部分患者皆有 HLA-B27 这个基因。在此疾病中，免疫细胞常不受控的攻击自身的髋关节、脊椎关节，以及眼睛。若疾病长期缺乏控制，上下节的相邻脊椎会因严重发炎而渐渐地融合，造成患者脊椎失去弯曲的能力，甚至有驼背的情况发生。僵直性脊椎炎常见的症状如下：

◆ 背部及髋关节疼痛及僵硬，特别是早上起床时最为明显。

◆ 肩颈酸痛。

◆ 全身疲倦。

◆ 视力受影响而模糊。

◆ 若影响到肋骨活动性，则易造成呼吸困难。

预防／罹患自身免疫疾病，你可以这么做

◆ 安定你的交感神经，减少压力与紧张程度，可使免疫系统较为平衡（详见第106页）。

◆ 药物治疗以免疫抑制及调节为主，期间可能会提高感染的风险，因此要勤洗手、勤戴口罩，并注意卫生。

◆ 若病情稳定，医生会视情况渐渐减药，切忌私下减少药量或停药，以免使病情复发，变得更加难以控制。

◆ 如果要服用任何"补品"或进行"食疗"，请务必与您的医生讨论。许多食材较为燥热刺激，如辣椒、麻油等，反而会使疾病更难控制！

3分钟了解自身免疫疾病

打喷嚏、皮肤痒：
令人烦躁的过敏

案例：苍蓝鸽是一位16岁的有为青年。从小到大没生过什么大病，也算是头好壮壮。但每当换季的时候到来，透明鼻水就会开始不听使唤的涌出，全身皮肤也会跟着痒起来，较严重时，甚至要规律服用抗组胺药，才得以静下心来做事。随着苍蓝鸽长大，鼻子的症状开始渐渐改善，现在已不为常常流鼻水所苦，但皮肤痒的症状还是偶尔会造成生活上的困扰，尤其是空气品质较差的时候更是明显。他也自行去验了过敏原，除了对尘螨过敏，其余方面倒也没特别发现。

这段案例是我以自身的故事出发，为大家呈现几个过敏的常见表现。例如常在换季、空气差、接触过敏原的时候发生，通常随着长大会有部分的好转，而检验过敏原往往会得知对尘螨过敏，除此之外能获取的资讯也有限。这小节就花一些时间，将过敏相关知识的精华介绍给各位，盼对于为过敏所苦的读者有一些帮助。

为什么会过敏

关于过敏的理论基础非常多，但对于患者而言，可以将过敏简单的理解成"免疫系统的失衡"。还记得前一小节提到的自身免疫疾病吗？在自身免疫疾病中，身体的免疫系统将"自身的细胞"当成敌人而加以攻击，因此引发了各式症状。而在"过敏"中，我们的免疫细胞则是将那些"外来但不至于对身体有太大伤害"的物质当成敌人，而诱发了接触后强烈的发炎反应。举例而言，对于"花生"过敏的人，即使吃下花生后不至于对身体造成危害，然而患者的免疫细胞却将花生中的分子当成危害物质，而诱发了一连串的发炎反应，产生哮喘、过敏性鼻炎、特应性皮炎，甚至过敏性休克等表现。

过敏的严重性可大可小。小至轻微流鼻水或皮肤痒，大至产生致命的过敏性休克（详见第134页）。好几年前在国外，便有花生过敏者因误食了花生酱，导致严重的过敏性休克而死亡的案例。

过敏 3 部曲

◆ 身体首次接触到过敏原不会产生症状，但免疫细胞会记住这个过敏原，此步骤称为"敏感化"。

◆ 身体再次接触到过敏原，免疫细胞被活化，释出促炎物质。

◆ 发炎物质使支气管收缩、微血管通透性增加，造成红肿、痒、分泌物增加、呼吸困难等表现。

过敏的多样性：原来这些不舒服都是过敏

过敏的症状，除了传统大家所熟悉的打喷嚏、流鼻水、眼睛肿、皮肤红肿痒、呼吸困难等之外，还有各种多样性的表现，分类如下。

● 消化系统：如腹痛、恶心、呕吐、腹泻、消化道出血、便血等，常见于食物过敏。

● 皮肤组织：如荨麻疹、血管性水肿、湿疹、红斑、瘙痒等。

● 呼吸系统：如打喷嚏、流鼻水、咳嗽、气喘、眼睛红肿瘙痒等。

出现腹痛、呕吐、腹泻等肠胃症状，不一定代表吃坏肚子或胃肠炎，也有可能是食物过敏哦！

孩子有这些症状，要怀疑是不是过敏体质

● 熊猫眼：过敏性鼻炎的患者，常伴随黑眼圈的发生。

● 常常搓揉鼻子：因鼻子发痒的关系，可能摩擦到破皮。

● 习惯性鼻塞：感冒的鼻塞通常不超过2周，因此若是慢性鼻塞则要考虑过敏的可能性。

● 呼吸时可听见高频"咻咻"声：这种声音是哮喘的典型表现。

● 白天精神不佳：过敏症状可能造成孩子夜间睡不好，因此白天显得没有精神。

● 难以专心且失去耐性：研究指出，有过敏体质的孩子，多动症的比率显著较高。且过敏控制好之后，多动症的情形也会改善。

● 情绪较为低落及抑郁：研究亦发现，过敏患者不但容易出现多动症倾向，也较容易有抑郁、自闭的情形。

过敏虽然难以根治，却能很好地控制

在介绍过敏的治疗前，我们先来聊聊患者常常问到的"过敏原检测"。过敏原检测主要有两种。

● 皮肤过敏原检测：医生会将含有过敏原的贴片贴在您的皮肤上，检测有无过敏反应。

● 抽血检测IgE抗体：检验血中是否存在针对特定过敏原会起反应的IgE抗体。

那么，到底该不该做过敏检测呢？我的回答一律是："可以做，但要有心理准备，做了可能对病情没有太大帮助。"原因是并非所有的过敏原都能被检测得出来。而超过90%的患者都对尘螨有过敏反应，所以出现一个很有趣的状况：10个患者过敏发作的原因与形态皆不相同，但抽血检验结果都只对尘螨呈阳性反应，真正罪魁祸首的过敏原却查不出来。

所以我会鼓励患者，尝试自己从生活中发现可能的过敏原，例如发现"嫌犯"（例如某种食物），就试着不接触此物质一段时间，看症状是否有所改善。幸运的是，现代医学对于过敏已经有相当好的一套武器，详述如下。

● 药物治疗：可以选择的药物有抗组胺药、肥大细胞膜稳定剂、白三烯受体拮抗剂、类固醇、IgE单抗、免疫调节剂等。根据使用需求，药物也分成口服、针剂或是吸入型等，医生会针对患者的症状及严重度选用最合

"类固醇"因其有良好的抗发炎功效，因此广泛用于自身免疫疾病、中重度过敏的病患上。类固醇的副作用算是相当出名，如满月脸、水牛背、躯干肥胖、骨质疏松、皮肤变薄、肠胃出血等。但这些副作用多半是在长时间使用中高剂量的口服或针剂类固醇才会发生。如果只是短暂的使用药物抑制炎症，甚至单纯只是皮肤外用的类固醇，就不需担心副作用的问题。如果有任何对于类固醇的疑虑务必与医生讨论，对症合理使用时，类固醇的使用是利大于弊的。

适的药物。

● 避开过敏原：这是治疗及预防过敏最重要的一个步骤。一旦知道有哪些可能的过敏原，就要尽量减少暴露。只有发炎减缓，受损组织才有修复的机会。

● 减敏疗法：若过敏十分严重，单靠药物控制不住，医生可能会建议您使用减敏疗法，疗程常需要数年不等的时间。

● 肾上腺素注射：此种方法用于严重且有生命危险的过敏患者，如过敏性休克的病患。

药物可能产生或大或小的副作用。但只要符合适应证的使用，绝大部分的情况都是好处大于副作用。千万不要因为害怕药物的副作用，反而任由疾病恶化，危及到健康，甚至产生生命危险。

过敏原无处不在、无孔不入：过敏的预防

绝大多数的过敏原都是由呼吸道吸入、口中吃入、或皮肤接触而引发过敏。后两者只要自己多注意食材以及环境卫生，一般而言相对容易预防。然而由呼吸道入侵身体的过敏原就相对困难。

这类过敏原相当得多，如尘螨及其排泄物、霉菌、花粉、宠物毛发、粉尘，甚至近几年占据新闻版面的 PM2.5 都可以是过敏原。

问：除湿机与空气清净机可降低过敏？

答：由于尘螨、霉菌都喜欢湿度高的环境，只要维持室内空气湿度 50%~60%，尘螨与霉菌的生长速度就会大幅趋缓。而空气中的宠物毛发、粉尘、细悬浮微粒（$PM_{2.5}$）都是已知过敏原，靠着空气净化器可以有效滤除、减少过敏的发生。因此除了环境与寝具的清洁，呼吸空气的洁净就变得日渐重要。以我自身的实测以及病友的分享，发觉除湿机、空气净化器

有用的医学知识： $PM_{2.5}$ 怎样影响人的健康

所谓的 PM 是 particulate matter 的缩写，意思是"悬浮微粒"，而 2.5 是指这个悬浮微粒的大小，单位是微米（μm），所以 $PM_{2.5}$ 就是指直径小于或等于 2.5 微米的悬浮微粒，又称为"细悬浮微粒"。$PM_{2.5}$ 之所以可怕，在于其颗粒非常小，因此通过呼吸道时，并不会被鼻腔及气管上的纤毛所滤除排出，而会直接侵入我们的肺泡，经由微血管进入全身血液循环，引发过敏及发炎反应。

以及PM₂.₅口罩皆能有效减轻过敏的症状。预防过敏，最有效的方式就是由食物、环境卫生以及吸入的空气着手。

常用抛弃式口罩大评比

医疗口罩

医疗口罩可以阻挡80%~90%的飞沫，对于防范感冒、流感等飞沫传播的传染病具有极佳的效果。但对于麻疹、肺结核等空气传播的疾病防护力有限。医疗口罩的规范是BFE细菌过滤效率需大于95%。

N95口罩

N95口罩是设计给"重工业防尘"使用，医护人员也常拿来防范空气传播的传染病，相当不透气，防护效果比较好。

PM₂.₅口罩

PM₂.₅口罩具备防护细悬浮微粒的功能，在空气污染严重的秋、冬、春季扮演了非常重要的角色。

活性碳口罩

活性炭口罩的主要功能是吸附有机物质及异味气体，因此适用于车族、喷漆作业、洒农药等场合。由于汽车会排放碳氢化合物、氮氧化物、硫氧化物、一氧化碳等有机气体，对于肺部有一定的伤害，此时使用活性炭口罩具有较佳的防护效果。注意单纯的活性炭口罩对于预防飞沫传播的成效并不佳，但现在市面上有许多的医疗级活性炭口罩，兼具了医疗口罩与活性炭口罩的功能，也不失为方便的选择。

过敏也可能致命：过敏性休克

过敏性休克是所有过敏反应中最严重的一种。患者会因为肺部支气管强力收缩以及舌头、喉头水肿而感到呼吸困难；也会因全身性血管扩张而引发低血压、心律异常等表现，发作时有生命危险。急救方式为患者或救护人员立刻施行肾上腺素注射，以拮抗血管的过度扩张以利症状缓解，再立即送医。

 医学急救站： 小心可能导致过敏性休克的情况

- ◆ 被昆虫叮咬（尤其是蜂类）。
- ◆ 严重的食物过敏。
- ◆ 严重的药物过敏。
- ◆ 严重的乳胶接触过敏。

有过敏性休克病史的患者，医生会建议随身携带肾上腺素自动注射器以及病史文件，以备不时之需。

如何战胜过敏？

PM$_{2.5}$ 有多可怕？

我好像发热了，该怎么办

案例：J先生今年30岁，平日是健身教练，饮食与作息也十分有规律。约2周前他只身前往日本旅行，于4天前回到台湾，整个旅程也算一帆风顺。不料回家乡后，由新闻得知在日本停留的地方竟然爆发了麻疹的疫情，让J先生十分得紧张。今日早晨起床，J先生开始有了畏寒、发冷的表现，喉咙也渐渐痛了起来。他连忙前往医院，生怕自己感染了麻疹。医院医生初步检查后，因J先生的流感快筛呈现阳性，判断这次的发热应是在日本感染流感病毒造成，而非麻疹。听到结果的J先生松了一口气，也备了口罩随身戴着，避免将病毒传染给同事或朋友。

"发热"是每个人的一生都一定会遇到的症状之一。刚开始发热时患者常觉得全身发烫不舒服，一旦体温越来越高，便会开始有畏寒、发冷、甚至全身打寒战等的表现。然而对于发热，许多人仍存在着误解，例如深信发热会烧坏脑袋而过度积极地退热，或是使用冰枕退热等，都是不完全正确的概念与做法。

发热，是对抗病原体的正常现象

在人类大脑中有个体温调节中枢，叫做下丘脑。下丘脑负责调控我们体内的核心温度维持在 37℃左右，以维持人体中相关"酶"及"蛋白质"的功能性及活性。今天一旦人体被细菌、病毒等病原体入侵，人体内的免疫细胞就会释出发炎介质。炎症介质作用在下丘脑，下丘脑便会调高核心体温，以利于人体尽速驱逐入侵体内的病原体。

身体的核心温度
(core temperature)
大脑中的下丘脑负责人体核心温度的调控，一般状态下核心温度为37℃左右。

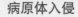

病原体入侵
一旦细菌、病毒等病原体入侵人体，会使得免疫细胞分泌出炎症介质。

免疫细胞驱逐病原体
身体核心温度提高，会使得免疫系统更加活跃，相关酶的活性亦会增加，利于人体驱逐病原体。一旦感染受到控制，体温便会恢复正常。

发热
炎症介质作用在下丘脑，会使得下丘脑调高核心体温至 38℃~42℃，身体便开始有畏寒、发抖等不舒服感，称为发热。

发热会不会烧坏脑袋

在儿科的门急诊，常遇见父母忧心忡忡地带着发热的小孩来就诊，生怕"发热烧坏小朋友的脑袋"。但事实就如之前所述，"发热是人体对抗病原体的正常现象，并不会损害脑细胞。"但是老一辈的人会有这样的误解也不是没有原因，主因是几十年前的医疗与公卫水准相对不发达，脑炎、脑膜炎等中枢神经系统感染症盛行的缘故。

因为儿科诊间常见许多焦虑的父母，拼命询问医生发热是否会烧坏孩子脑袋，尽管医护尽力解释了仍有所质疑。因此许多儿科医师都听过这样一句玩笑话："发热会烧坏脑袋！但不是小孩的，而是烧坏父母、爷爷奶奶的。"

这类中枢神经系统的感染除了会发热（再复习一次：发热是身体对抗病原体的正常现象），病原体本身还可能侵犯脑细胞，造成瘫痪、智力缺损等的神经学症状。因此，会造成脑袋坏掉的其实是病原体本身，而发热只是脑炎、脑膜炎的症状之一而已，它完全是无辜的。

发热是否可以用冰枕、洗冷水澡、擦拭酒精等物理方法退热？

不建议。发热是由于下丘脑调高整体的核心温度，因此以外在的物理方式退热效果有限，身体仍会不断产热将体温拉高。服用退热药阻断炎症介质对下丘脑的作用，才是比较根本的方法。

冰枕等物理退热法只能加速散热，并不会矫正炎症反应所引起脑部体温调定点的异常上升现象。这就好比说发热的时候，我们的脑子会认为38℃以上才是正常体温，冰枕等物理退热法违背脑部的设定而让热量流失，就好比把热水器温度设在100℃，一面插电加温，一面却一直丢冰块进去，不但让病人有寒冷的不适感觉，也会增加无谓的能量消耗，所以炎症性疾病不应使用冰枕等物理退热法，而应使用可以调节脑部体温定位点的退热药。

对于代谢疾病、慢性心肺疾病、慢性贫血等患者而言，他们无法应付突增的能量需求，可能导致代谢机制崩溃或心肺衰竭，这类病人发热时使用冰枕的危险性更高。若是衣服穿太多、中暑等引起的体温过高的情形，此种状态下脑部体温调定点正常，但身体的产热与散热严重失调，此时才建议使用物理退热法。

问： 有听说"中暑而体温过高"会影响到大脑而造成神经学后遗症，但为什么您说"发热不会烧坏脑袋"呢？

答： 发热（fever）指的是身体对抗感染或是炎症所造成核心体温升高的反应。因为发热的体温上升是由下丘脑精密调控的，基本上很少超过42℃，因此没有烧坏脑袋的疑虑。

但中暑就不同了！中暑的患者由于身体的产热与散热严重失衡，因此体温可能向上突破至超过43℃，造成中枢神经系统的损伤。发热跟中暑是不同的，我们并不会说一个中暑的人"发热了"，因两者定义上有根本的差异。

所以简单来说，发热不会烧坏脑袋，但是中暑会。

发热服用退热药的好处

可能有读者有疑问，既然发热是身体对抗病原体入侵的自然反应，那么吃退热药退热，是否减缓了免疫细胞驱逐病原体的速度，反而使得疾病不容易复原呢？其实各位是不用担心的，目前并没有研究的证据指出服用退热药会延长病程。而且大家都有发高热的经验：高热会造成身体处于畏寒、寒战、极度不适的状态。如适时地服用退热药，退热期间身体舒服得多，得以充分休息，也会对疾病的恢复有所助益。

💓 **有用的医学知识：** 适时服用退热药

发热大于38℃时，可视身体不舒服的情况服用退热药。以冰枕、洗冷水澡、擦拭酒精等物理方式退热效果较为有限。

吓坏父母的"儿童高热惊厥"

什么是儿童高热惊厥

小孩子发热时，偶尔会伴随着全身抽搐、双眼上吊、口吐白沫等类似"癫痫发作"的症状。在抽搐结束后，小孩子会有一段对刺激没有反应的意识混乱期，之后才会渐渐苏醒。如此发热伴随癫痫发作的现象，称之为"儿童高热惊厥"。

绝大多数的儿童高热惊厥为良性，并不会留下后遗症。

为什么会发生儿童高热惊厥

由于高热惊厥是随着发热而产生，因此许多父母深信是发热"导致"高热惊厥的发作，但这个观念不完全正确。高热惊厥本质上还是跟基因或是体质最有关系。

有高热惊厥体质的小孩，可能略微发热就会导致惊厥发作；而没有这种体质的孩子，即使高热到40℃以上，也不会有高热惊厥的发生。因为跟基因有关，所以有高热惊厥体质的小孩，常常可以寻觅到相关的家族史（例如爸爸或妈妈小时候也有高热惊厥的发作经历）。

高热惊厥会发作到几岁才会停止

一般而言，高热惊厥发作的年纪是 6 个月到 5 岁，超过 5 岁之后便很少发作。因此若孩子的高热惊厥是超过 5 岁时才首次发生，或是超过5 岁时仍不断复发，务必尽快寻求小儿神经科医师的协助，以厘清是否为其他的病因导致惊厥发作。

高热惊厥根据症状，可以区分为简单型高热惊厥以及复杂型高热惊厥。

	简单型高热惊厥	复杂型高热惊厥
发作时间	小于15分钟	大于15分钟
发作症状	双侧手脚对称性的抽搐，伴随眼睛上吊、口吐白沫等症状。抽搐结束后会有一小段时间失去意识	手脚单侧或是不对称的肢体抽搐。可能伴随其他神经系统症状，例如单侧无力。若发觉是复杂型高热惊厥务必赶紧就医
24小时内发作次数	24小时内只发作一次	24小时内发作不只一次
未来预后	佳。绝大多数孩童超过5岁便不再发作，很少演变成癫痫	较差。未来有较大概率演变成癫痫，也较可能有中枢神经系统的实质病变

高热惊厥发生后，有可能复发吗

是有可能的。相关统计指出：一岁前即发作的婴儿，再发的概率约50%；一岁后才发作的幼儿，则有 30%的机会；若之前已发作过两次，约50%的患者会有第三次发作的概率。

问：积极地退热，能否预防高热惊厥的发生？

答： 这是许多父母会有的疑问：既然高热惊厥是伴随着发热而产生，那如果积极退热，是否能预防高热惊厥发作呢？很可惜答案是否定的。许多研究都指出，即使积极退热（例如体温38℃就赶紧服用退热药），也无法有效地预防高热惊厥发作。有学者们推论高热惊厥可能是因为体温的改变所诱发，也因此，体温升高时容易诱发高热惊厥；相对的，使用退热药退热也可能使得高热惊厥发作。所以回到原点，究竟高热惊厥会不会发作，还是与体质及基因最有关系。

孩子高热惊厥发作，你可以这么做

◆ 保持镇定，将孩童周遭物品移开，以免抽搐时撞伤。

◆ 抽搐结束后，可使之侧躺。如此可预防被口水呛到，并维持呼吸道畅通。

◆ 切记不要塞东西进孩子嘴里，会有被噎到的风险。

◆ 带小孩至儿科检查，确定没有电解质异常等其他造成惊厥的原因。

发热会不会烧坏脑袋？

令人害怕的儿童高热惊厥

小孩子发热怎么办？

♥ 医学急救站：冷静处理儿童高热惊厥

　　儿童高热惊厥发作的处理方式，与先前第一章提到的大人癫痫较相似。最重要的就是不要惊慌、不要塞东西进患者嘴里，并维持呼吸道的畅通！

第三章 这些常见的"疾病"，知己知彼即百战百胜

　　上个章节介绍了常见的"症状"，本章则由另一个角度，从"疾病"的面相切入。

　　听说流感引发重症致死率非常的高，该如何注意及预防？最近压力大，睡眠品质低落，有什么不吃药的改善方法？嘴唇脸颊长了疱疹，同事说这是性病的一种，真的是这样吗？家中长辈上周跌倒，因为骨质疏松而骨折住院。新闻上说女性停经后就容易骨质疏松，该怎么预防？癌症很可怕，但网络上有人说癌症的治疗更可怕！是不是不要治疗比较好？

　　人的一生中，往往会面临许多大小病痛。值得注意的是：小病跟大病不过是一体两面。当小病被忽视，就可能变成大病甚至夺命；若大病被患者正视，改变了生活形态并规律接受治疗，亦有痊愈的可能。

　　因此，本章由常见的"疾病"出发，除了要让读者精简扼要地了解疾病的根本原因与病理机转，更要点出疾病常见的迷思以及破解之道，最后就是根本且实际的"预防方式"。只要确实做到，绝对可以省下一堆跑医疗院所的时间，何乐而不为？

感冒与流感，
常见却可能致命

案例：Y女士今年27岁，去年开始在银行业上班。5天前，开始出现一些流行性感冒的症状，如高热、肌肉酸痛、喉咙痛等，因此她自行到药店拿了一些成药服用。然而一天天过去，除了高热未完全消退，Y女士也觉得身体越来越虚弱，胸口开始有一点闷痛的感觉，以前从来没有过这样的经历。今天晚上她觉得身体实在不行了，因此拦了计程车前往医院急诊室。刚抵达急诊室，Y女士旋即全身瘫软地倒在地上呻吟。在场医生确认生命征象后，随即做了理学检查、心电图、流感快筛以及抽血检查，判断是流感病毒引发的心肌炎。Y女士立刻被送入加护病房密切观察并接受后续治疗。

以上的案例看起来很惊悚，却是发生在我朋友身上一个确确实实的例子。感冒与流感并不可怕，但如果轻忽了这两个疾病变成重症的可能性，一旦发生重症便会令人懊悔不已。

❤ **有用的医学知识：** 流感与感冒不是一回事

流感与感冒是完全不同的疾病，两者是由不同的病毒所引起。很多人以为流感就是比较严重的感冒，这完全是错误的概念。

感冒 VS 流感：综合比较表

	一般感冒（Common Cold）	流感（Flu）
病原体	腺病毒（adenovirus）、呼吸道融合病毒（RSV）、鼻病毒（rhinovirus）等	流感病毒（influenza virus）
影响范围	呼吸道局部症状	全身性症状
发病速度	突发／渐进性	突发性
临床症状	喉咙痛、打喷嚏、鼻塞	喉咙痛、倦怠、肌肉酸痛
发热	少发热，仅体温轻度升高	高热3～4天
病情	较轻微	严重，无法工作／上课
病程	2~5天	1~2周
并发症	少见（中耳炎、鼻窦炎或其他），通常较轻微	肺炎、心肌炎等重症机会较高
流行期间	春、秋、冬三季	冬季多
传染性	传染性不一	高传染性

感冒滥用抗生素，小心超级细菌的产生

在门诊常会听到患者如此的要求："医生，听朋友说感冒吃抗生素好得比较快，你可不可以开抗生素给我？"这些患者殊不知，抗生素是治疗细菌感染的药物，然而感冒或是流感皆为病毒感染，因此抗生素不会有任何效果，反而会造成副作用。

不当的使用抗生素，会有哪些副作用？抗生素除了会杀死入侵体内的病原细菌，就连肠道内的益生菌丛也会受到波及，因此服用抗生素可能会有

腹胀、腹痛、腹泻等的副作用，特定体质的人甚至会对抗生素过敏。值得注意的是，若服用抗生素不当，会助长体内抗药性细菌的生成，往往对病情更加不利。因此务必遵从医生处方使用抗生素。

然而，如果是感冒或流感造成的继发性细菌感染，就有使用抗生素的需求。例如感冒后引起的中耳炎、鼻窦炎、肺炎等。

"奥司他韦"是什么？接种"流感疫苗"真的有效吗

"奥司他韦"和"流感疫苗"这两个名词常常让一般大众云里雾里。更甚者有大众因为一般感冒来就诊，却要求医生开抗流感药物，实因大众往往搞不清楚一般感冒与流感的区别。

鼻　窦

鼻窦是介于眼睛和鼻咽部附近的骨中空腔构造，其内充满着空气，并与鼻腔相通。鼻窦发炎时，会有黄绿色脓鼻涕、鼻窦处叩击痛、头痛、发热等表现。

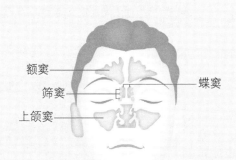

额窦
筛窦
上颌窦
蝶窦

※ 深色区域为鼻窦的分布

问：为何感冒或流感容易造成次发性细菌感染？

答：人体的鼻窦、耳咽管、气管等部位皆有所谓"纤毛"的构造。正常状况下，纤毛会规律地向外摆动，将异物以及病原体清除。然而当我们的上呼吸道受到病毒感染时（如感冒或流感），纤毛清除病原体的能力会受影响而大为下降，因此容易引发后续的细菌感染，造成鼻窦炎、中耳炎，以及肺炎等。

奥司他韦是对抗流感病毒的药物之一（常见的抗流感药物有扎那米韦、帕拉米韦等），因此只针对流行性感冒有效果，对于一般感冒无任何助益。

流感疫苗则是预防流行性感冒的疫苗，一样只针对流感有预防效果，对于一般感冒没辙。值得注意的是，流感疫苗是利用不活化病毒做成的疫苗，因此并不会因为施打流感疫苗而得到流感。

简单来说，奥司他韦用来治疗流感；而流感疫苗用来预防流感。至于一般感冒因为症状轻微，目前尚未有特效药物或疫苗的研发上市。但无论是一般感冒或流感，若在自然病程中未引发重症，人体皆会产生免疫反应及抗体来击退病原体，接着逐渐好转而康复。

奥司他韦的效果到底如何

虽然奥司他韦是流行性感冒的特效药，但已有众多研究表明，奥司他韦约只能缩短病程1天的时间，且要在发病后 48 小时内开始服用才有显著效果。举例来说：原本可能10天会痊愈的流感，会缩短1天变成9天，因此有没有服用奥司他韦的差距并没有说真的非常显著。再加上现行健保政策下，想服用奥司他韦常常得自费。究竟缩短1天的病程值不值花费这些钱，可能就要请患者自行衡量。

接种流感疫苗的重要性

既然使用抗流感药物的效果有限，就更加显现流感疫苗的重要性了。流感疫苗是由不活化的流感病毒制作而成，施打后会让人体对于流感有一定抵抗力。根据历年统计，得到流感重症甚至死亡的案例，超过90%皆未接种流感疫苗，足见流感疫苗预防重症的重要性。

问：为何先前接种过流感疫苗，仍然中标了呢

答：这是许多人都有的疑问。会发生这种情况通常有几种可能。

◆ 世界卫生组织的疫苗预测失准，制作出来的疫苗没有针对到发生流行的病毒株。但即使如此，疫苗也会具有一定的交叉保护力，使得得到流感后的症状减轻。

◆ 您的流感疫苗没有每年接种。通常流感疫苗保护力超过半年就会逐渐下降，因此流感疫苗是需要每年接种的。

◆ 您得的是一般感冒，而不是流感，所以流感疫苗没有效哦！

※ 每年的流感疫苗，都是世界卫生组织（WHO）针对次年可能流行的

病毒株，做出的大数据统计以及预测。近几年预测都算相当准确，疫苗平均有7成以上的保护力！

感冒流感不可怕，"重症"才可怕

前面提到，其实无论是感冒或流感，只要是免疫力健全的人，免疫系统都有能力驱逐这类病毒性的病原体，因此等自然病程过后就会痊愈。

然而在少数情况下，感冒或流感会引发严重并发症（详见第150页），此时会需要进一步治疗，严重的话，甚至有生命危险，不可不慎！本节一开始的急救病例就是流感引发重症的真实案例。

预防流感／感冒并发重症，你可以这么做

◆ 每年定期施打流感疫苗。

◆ 发热超过 3 天或出现类似重症的症状则赶紧就医，不可拖延。

◆ 平时均衡饮食及规律运动，提升免疫力。

◆ 常晒太阳，并摄取足量的维生素 D 及锌。已有研究显示维生素 D 及锌对于预防感冒似乎有一定的效果。

流感疫苗该打吗？

"着凉"会不会感冒？

预防感冒，
维生素 D 很重要！

为何感冒后，
咳嗽总会拖很久？

鼻涕颜色的意义，
你有想过吗？

147

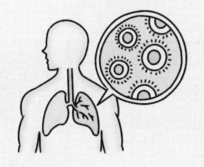

肺炎 肺炎是肺部的炎症。可能是病毒直接感染肺部造成炎症，亦可能是继发性的细菌感染。肺炎常见的症状有发热、咳嗽、咳浓痰、胸痛、气喘等。

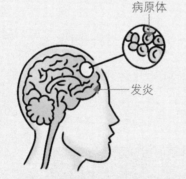

病原体

发炎

脑炎 脑炎为病原体感染到脑部，产生中枢神经系统受损的症状。常见表现有发热、头痛，以及意识不清、惊厥、抽搐、昏迷、肢体无力等神经学症状。

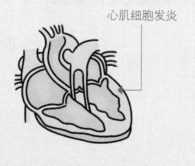

心肌细胞发炎

心肌炎 为病原体感染到心肌细胞，有一定的致死率。常见症状为发热、心悸、胸闷、胸痛、头晕、倦怠、昏厥、气喘等症状。病患一经诊断心肌炎，常需进加护病房密切观察，视情况会需要体外心肺循环机的支持。

名词小贴士：体外心肺循环机就是鼎鼎大名的"ECMO"。

独自欣赏黑夜的美：
失眠怎么办

案例：Z先生今年58岁，是某行销公司的经理。之前身体没有生过什么大病，唯独最近失眠的状况一直困扰着他。他总感觉50岁过后，睡眠的熟度长度就不如以往。除了入睡得花更多时间，最困扰的是到了早上4~5点就会自动醒来，然后再也睡不着。到了每日下午，精神不佳的他就会拨出1个多小时睡午觉。然而到了晚上入寝时间，又觉得精神不错而难以入睡，因此陷入了恶性循环。

以上案例是许多失眠者都会经历的情景。尤其随着年纪越来越大，睡眠的品质往往每况愈下。若是长期且严重的失眠，更会对身心造成非常大的影响与伤害。

长期睡眠不足，对身体有哪些影响

一般而言，睡眠不足的定义是一天睡眠时间小于7小时。短期睡眠不足对身心的影响，相信大家都有经验，包括头晕、头痛、无法专心、精神不佳、情绪暴躁、记忆力减退等。而长期的睡眠不足，更会对身体产生莫大的危害！

难以入睡还是浅眠？ 失眠形态大不同

失眠的形态有上百种。有患者为难以入睡所苦；有患者是浅眠，只要周遭环境有风吹草动就很容易惊醒；有些人（特别是老人家）则是睡眠的"持久度"不佳，早晨 3～4 点便容易自然醒，之后就再也睡不着。在寻求医生协助之前，不妨记录下自己失眠的形态，如此医生可以更顺利地评估以及给予建议。

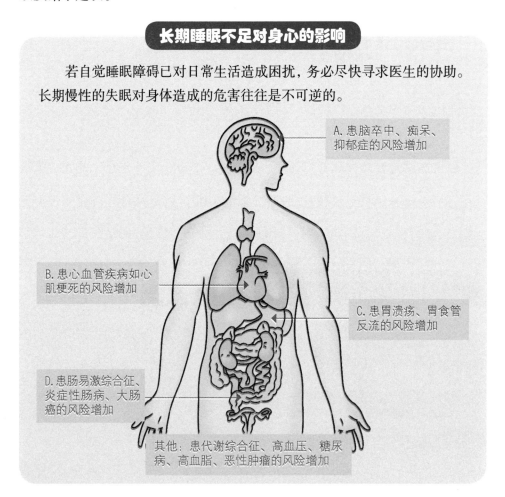

长期睡眠不足对身心的影响

若自觉睡眠障碍已对日常生活造成困扰，务必尽快寻求医生的协助。长期慢性的失眠对身体造成的危害往往是不可逆的。

A.患脑卒中、痴呆、抑郁症的风险增加

B.患心血管疾病如心肌梗死的风险增加

C.患胃溃疡、胃食管反流的风险增加

D.患肠易激综合征、炎症性肠病、大肠癌的风险增加

其他：患代谢综合征、高血压、糖尿病、高血脂、恶性肿瘤的风险增加

针对不同形态的失眠，使用的药物也会有所不同。例如难以入睡的患者，药物的选择就会以短效助眠药物为主；若是浅眠或是持久度不够，药物可能就会以中长效为优先。当然每位患者对于不同类型助眠药的反应都不同，建议可以确实记录下服用药物后的睡眠情形，以利回诊时让医生做出最适当的调整。

不想吃药怎么办？"睡眠卫生"是救星

当然读者会有疑问：对于失眠，除了助眠药物之外，难道就没有其他好方法了吗？答案是有的，就是四个字：睡眠卫生！所谓的睡眠卫生，就是一系列可以促进睡眠品质的方法，这些方法或许十分直观，但每一项都要做好做满，也没有那么容易呢！

想要一夜好眠，请掌握这些"睡眠卫生"

● 养成每天固定时间上床睡觉的习惯：例如固定晚间23：30上床，隔天7：00起床。身体对上床时间有了记忆性，睡眠品质自然提升。

● 尽量戒掉睡午觉的习惯：一开始听起来很残忍，但为了打破"午觉睡饱饱，晚上睡不好"的恶性循环，限缩午休的时间有其必要性。

● 床是睡觉的地方：因此切勿躺在床上做其他事，例如划手机、看电视、看书。这样的举动会让大脑以为：你在床上可以做很多事情，不一定要睡觉。睡眠品质会因此大受影响。

● 运动有助眠的功用：但切记不要在睡前3小时做剧烈运动。剧烈运动后，交感神经活化的情形下反而会睡不好。

● 中午过后尽量少摄取含有咖啡因饮品：如茶、咖啡、可乐等。

● 睡前可摄取温牛奶或麦片：些微的饱足感对睡眠品质可能有帮助。

● 睡前尽量使身体放松：例如洗个温水澡、做腹式呼吸（可以活化副交感神经，减少焦虑）、温水泡脚。

● 维持良好的情绪，积极参与社交活动：有抑郁情况务必寻求身心科医生的协助。

● 维持良好的睡眠环境：例如灯光的调降、噪声的阻绝及环境温度的调控。

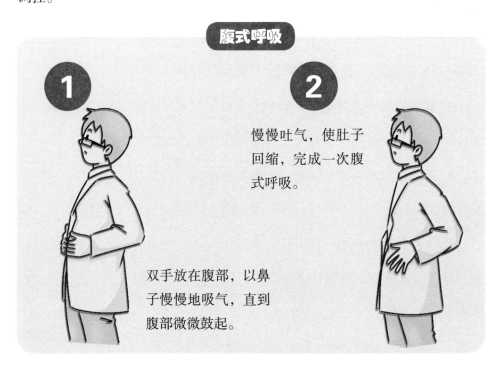

腹式呼吸

1 双手放在腹部，以鼻子慢慢地吸气，直到腹部微微鼓起。

2 慢慢吐气，使肚子回缩，完成一次腹式呼吸。

● 勿喝酒助眠：酒精会打乱睡眠周期，反而越睡越累！

● 睡前尽量减少大脑的刺激：例如不看需要思考的书、减少手机、电脑、电视等 3C 产品的光线刺激。

安眠药该怎么吃？会不会成瘾

如果一系列的睡眠卫生都有确实完成，但睡眠品质仍然不佳的话，患者可能就会需要安眠药物的协助了。对于安眠药，患者常常会有不少疑问，包括药物种类、吃了会不会依赖、会不会无法戒除等。本小节就帮读者回答这些常见的问题。

安眠药有哪些种类

目前市面上最常见的安眠药，分为苯二氮䓬类（BZD）以及非苯二氮䓬类药物。后者因为药名开头为 Z 字，常被称为 Z 字头安眠药。

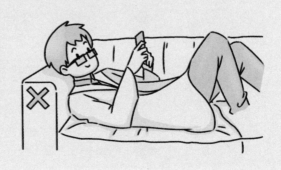

有用的医学知识：躺着刷手机影响睡眠

对于年轻人而言，不在床上做其他事情往往是最困难的。就连我也有睡前在床上划手机的习惯，这时候不论是资讯的接收或是光线的刺激，都会严重影响睡眠品质！

如果经常在沙发或床上划手机容易影响睡眠，建议戒掉这个坏习惯。

153

安眠药要怎么吃、怎么戒

服用安眠药时，仍然要注意睡眠卫生。许多患者开始服用药物后，就把重要的睡眠卫生习惯丢在一旁，实在本末倒置！另外也要注意是否产生安眠药的副作用，例如隔天出现头晕、嗜睡等。若出现明显的副作用，则切忌做开车、操作重机械等需要高度注意力的动作。

患者对于安眠药最大的疑虑，往往是怕一旦开始服用就无法戒除。其实只要有戒安眠药的决心，并与您的医生沟通减药计划，医生都会非常乐意给予建议及帮助。

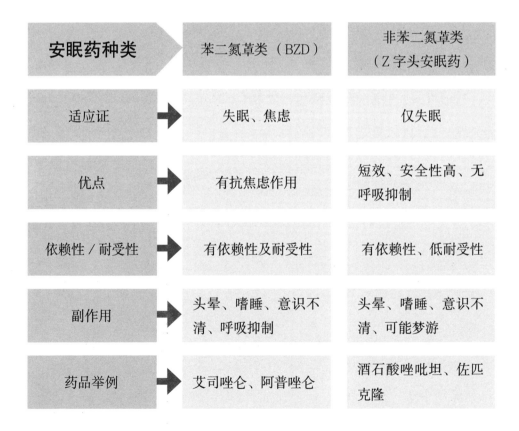

安眠药种类	苯二氮䓬类（BZD）	非苯二氮䓬类（Z字头安眠药）
适应证	失眠、焦虑	仅失眠
优点	有抗焦虑作用	短效、安全性高、无呼吸抑制
依赖性／耐受性	有依赖性及耐受性	有依赖性、低耐受性
副作用	头晕、嗜睡、意识不清、呼吸抑制	头晕、嗜睡、意识不清、可能梦游
药品举例	艾司唑仑、阿普唑仑	酒石酸唑吡坦、佐匹克隆

名词小贴士 – 依赖性&耐受性

"依赖性"顾名思义，就是会对药品产生依赖，不使用就浑身不对劲。"依赖性"又可分为生理依赖以及心理依赖。

● 生理依赖：身体已经长期习惯要通过药物才能入睡，因此一旦停药就会产生睡不着、亢奋、心跳加速等戒断症状。

● 心理依赖：身体并非真的要靠药物才能入睡，但由于已经使用药物一段时间，反而是患者心理害怕会因为停药而导致失眠，因此不敢停药。BZD 药物同时具备生理依赖性与心理依赖性；而 Z 字头药物主要以心理依赖为主，生理依赖性较低。但无论是哪种依赖，患者都会有药物成瘾的表现。

"耐受性"指的是身体对药品"耐受"的程度。耐受性越高，药物剂量往往要随着时间越吃越多，才能达到原本的效果。两类型的安眠药比起来，BZD 类药物较 Z 字头药物有更高的耐受性。

戒除安眠药，你可以这么做

◆ 切勿突然停药，如此可能造成反弹性失眠。应与医生讨论完整的停药计划，从慢慢地减轻助眠药物的剂量开始。

◆ 要完全戒除安眠药，常需要几个月甚至超过1年的时间，因此切勿操之过急。

失眠不吃药，就靠这几招！

◆ 贯彻睡眠卫生，良好的睡眠卫生才是一夜好眠的根本之道。

安眠药终究只是治标，良好的睡眠卫生才能治本。

睡眠不足时便反复发作：烦人的疱疹

案例：Y先生是一位23岁的大学生，最近在赶毕业用的硕士论文而倍感压力。他每天一觉醒来就开始拼论文，常常废寝忘食，经常处于高压力的状态。一日他开始觉得左上嘴唇有刺痛感，但照了镜子并没有发现什么异常，Y先生因此没有放在心上。没想到隔天上嘴唇开始长出一颗颗水疱状的疱疹，吓得他赶紧戴上口罩前往诊所挂号。诊所医生初步评估后，判断是因为免疫失调长出的单纯疱疹。叮咛Y先生正常作息的重要性后，医生便开了药膏给他回家使用。

以上案例相信许多人都不陌生。以我自己的例子而言，只要密集地值几次班，且期间没有时间好好休息的话，嘴唇的"单纯疱疹"便容易一而再、再而三地复发，十分恼人。本节会深入浅出地介绍几种日常生活中最常见到的疱疹，包括其背后的病理机转以及因应对策与预防之道。

嘴唇上的水疱：单纯疱疹

如果你跟案例雷同，在数天的压力以及严重睡眠缺乏之后，嘴唇、舌头或脸颊上开始刺痛并长出一颗颗的水疱，就很有可能是

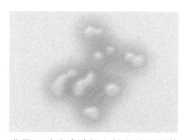

嘴唇、舌头或脸颊上长出丛聚型的水疱，是单纯疱疹最典型的表现。

单纯疱疹发作了!

为什么会长单纯疱疹

单纯疱疹是一种病毒的传染病，病原体就是所谓的"单纯疱疹病毒（herpes simplex virus, HSV）"。单纯疱疹病毒主要有两型，分别为第一型 HSV-1 以及第二型 HSV-2。以前的说法是 HSV-1 主要感染脸部及头颈部，而 HSV-2 主要感染生殖器附近（通过性行为接触传染）。坊间流传长疱疹跟性行为有关，就是这个道理。但近年来由于性行为方式较为多样化（例如口交），因此 HSV-1 可能感染生殖器，反之亦然。

为什么我会被传染疱疹病毒

绝大多数人（超过90%）在小时候就已经被传染了疱疹病毒，只是各位并不知道。通常是因为父母嘴唇长了疱疹，病毒通过与小孩亲吻或是共用餐具而传染给小孩。一旦孩童时期被感染，病毒就会终身潜伏于身体的神经节中。

为什么疱疹会反复发作

由于病毒终身都会潜伏于身体的神经节中，因此疱疹会不会发作的关键因素就在于我们的免疫力了。当免疫力佳，疱疹病毒就会乖乖躲在神经节内，与人体和平共存。当免疫力下降，疱疹就会开始蠢蠢欲动，并从神经节内跑出来复制，造成各式症状。

对于极其狡诈又会匿踪的疱疹病毒，我们的免疫系统是没办法完全杀死他们的。因此维持良好的免疫力，与疱疹病毒和平共存才是关键！

单纯疱疹的症状有哪些

疱疹的症状可轻可重。轻者就是表皮上的水疱，重者病毒感染脑部造成脑炎亦有可能。一般而言若是免疫力正常的人类，疱疹的感染基本上是自

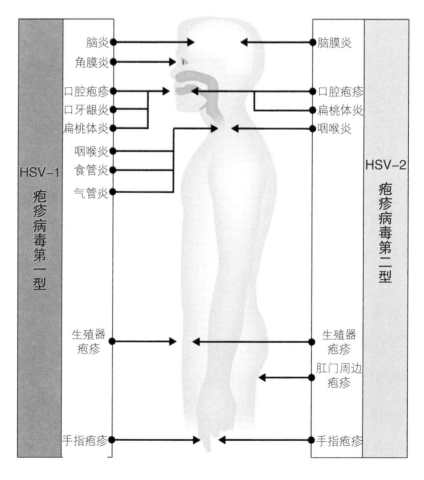

限性的；若病患有先天或后天的免疫失能、接受免疫抑制剂治疗或接受放疗化疗，就有较高风险得到较严重的疱疹感染。

疱疹的病程

无论是单纯疱疹还是待会要提到的带状疱疹，发病时皆可分为以下几期。

● 刺痛期：皮肤有刺痛及瘙痒感，此时期疱疹已经具有传染力，不可忽视。

● 水疱期：皮肤开始有小水疱浮现，会渐渐膨胀成单独或成群的水疱，有灼热及疼痛感。此时不要弄破水疱，以免病毒扩散，且可能造成伤口感染发炎。

● 溃疡期：水疱破裂形成溃烂的伤口，是病毒传染力最强时。此时应保持伤口的清洁与干燥，必要时涂抹抗生素药膏以免细菌感染。

● 结痂期：伤口开始干燥并愈合形成痂皮，要避免将痂皮抠破，否则伤口不仅会流血、容易感染，还可能留下瘢痕。整个病程通常持续2～4周。

身上长了疱疹，该怎么做

● 切勿弄破水疱：以免水疱内的病毒向外扩散，引发更严重的感染。

● 切勿用手指或身体其他部位的皮肤去碰触：因病毒可能进一步感染其他部位的皮肤。

● 调整饮食与作息：免疫力愈佳，疱疹恢复的时程就越短。

● 若自觉疱疹未进入结痂期：甚至有扩散现象，务必赶紧就医，医生会视情况开立药膏或抗病毒药物。

单纯疱疹大揭秘！

以上方法，单纯疱疹与带状疱疹皆适用。

长一片的"皮蛇"：带状疱疹

带状疱疹于民间俗称"皮蛇"，发作时常在躯干处长出一片水疱样的疱疹。

带状疱疹

带状疱疹的疹子表现与单纯疱疹雷同，病程一样可以分成刺痛期、水疱期、溃疡期以及结痂期 4 期。

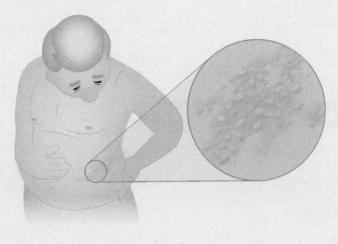

带状疱疹病毒，竟然就是水痘病毒！

是的，没有错，平时蛰伏在背根神经节里的带状疱疹病毒，其实就是许多人小时候得过的水痘！当小时候的水痘愈合，症状改善后，水痘病毒并不会从体内完全消失，而是会躲进背根神经节中，等待以后的复发，形成带状疱疹。

神经节分布图

带状疱疹的病毒，平时蛰伏在背根神经节内，一旦人体免疫力变差，便容易沿着该神经节的区域向外扩散。例如上一页的带状疱疹示意图，即为长在第8胸椎（T8）附近的位置。

因为此特性，才被称为带状疱疹或是"皮蛇"。

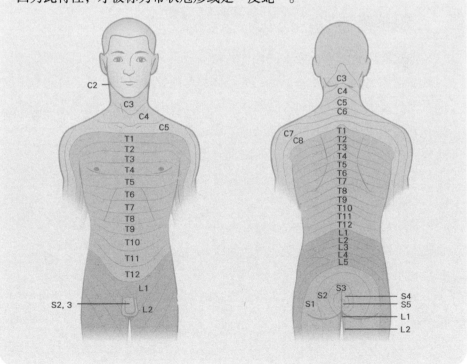

换句话说，只要小时候得过水痘，未来就有长带状疱疹的可能。而现在年轻一辈的人虽有接种水痘疫苗而没长过水痘，但会不会有少数病毒蛰伏在这群人体内，未来复发成带状疱疹，就需要更长期的追踪研究才能得知。

预防带状疱疹，你可以这么做

- 均衡饮食、规律作息及运动：因为良好的身体免疫力是防止水痘病毒复发的关键。

- 接种带状疱疹疫苗：可以非常有效地降低带状疱疹的复发率。目前是建议50岁以上的族群优先施打。

❤ 有用的医学知识：避免带状疱疹预防为主

带状疱疹其中一个为人所惊传的特点就是"痛"！不只是长疱疹的时候非常痛，就连疱疹痊愈后，神经痛都可能持续好几个月，甚至数年的时间！原因就是疱疹病毒沿着神经复发，可能对神经产生永久性的伤害，并造成神经不断传递痛觉讯息。带状疱疹神经痛非常恼人，药物往往无法百分之百地抑制疼痛，因此预防带状疱疹的复发才是根本之道！

带状疱疹疫苗的成分跟水痘疫苗相似，都是由减毒性的水痘病毒做成的。但带状疱疹疫苗的效价是水痘疫苗10倍以上，如此才能激发人体产生大量抗体，预防带状疱疹的发生。

带状疱疹懒人包！

这种疱疹不会传染：奇痒无比的汗疱疹

"汗疱疹"虽然也叫疱疹，但它跟疱疹病毒一点关系也没有！"汗疱疹"其实是湿疹的一种，好发于春、夏季。只要天气开始变热，就要小心汗疱疹出来作怪啰！

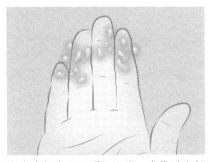

汗疱疹好发于双手及双脚，发作时患部会有水疱般突起，并且奇痒无比。

汗疱疹的发病原因

汗疱疹属于湿疹的一种，并非会传染的疾病。此种疱疹在手汗、脚汗多的族群较好发。可分为内在因素及外在因素：

● 内在因素：手汗脚汗较多者、精神压力大、有异位性体质、抽烟等。

● 外在因素：皮肤接触到致敏原（例如金属、香料、保养品、清洁剂）、对于含有某些金属的食物过敏（特别是钴和镍）、长时间戴手套、皮肤有霉菌感染（例如足癣）。

汗疱疹的治疗及预防

◆ 汗疱疹发作时，不要抓破水疱，以免细菌感染。

◆ 避免外在刺激并适度保湿，勿用过热的水洗手。挑选温和的清洁及保湿产品。

◆ 降低过敏原的接触，例如金属、有机溶剂、清洁剂、香精等。对于金属过敏的患者可以尝试低金属饮食。

◆ 使用抗炎症治疗，例如类固醇药膏可以有效减少发炎反应，务必照着医嘱规律使用。

◆ 调适压力、均衡饮食以及休养生息，如此可降低体内的炎症反应。

高龄社会的隐形杀手：
骨质疏松症

案例：C女士今年68岁，以前是工厂的组装员。上了年纪后，C女士时不时就有下背痛的问题。大约半年前，她去医院骨科做了腰部X线以及骨密度检查，被诊断出骨质疏松以及腰椎的压迫性骨折。骨科医师建议C女士打一支可以增加骨密度的长效针剂，并多补充维生素D及钙片。但是C女士因为担心药物副作用而拒绝，日常饮食中也没有特别摄取富含钙质的食物。今日她在传统市场买菜时，因绊到东西而跌倒，倒地后右脚髋关节剧痛且站不起来，因此被救护车送到了附近医院的急诊室。急诊初步的X线检查即发现C女士的右脚股骨颈骨折，需要接受手术治疗。

骨质疏松是老年人非常常见的问题。目前我国已进入"高龄社会"，更凸显本节议题的重要性。骨质疏松的患者，常常因为不小心跌倒就造成股骨骨折，从此卧病在床，造成肌肉萎缩、失能、肺炎等重大疾患接踵而来，结果往往就是兵败如山倒。因此最好的预防方式就是抓紧源头，从骨质疏松症下手！

你的骨质，每年都在流失

骨质疏松症已经成为全球第二大流行病，仅次于心血管疾病。成年人的骨质密度会在 30 岁左右达到高峰，之后渐渐走下坡。尤其是35岁之后，骨质会以每年减少0.5%～1%的速度流失；而50岁之后，流失的速度会再加快到每年1%～3%。因此若老年人没有特别注意钙质以及维生素D的摄取，骨质疏松便会很快找上门。

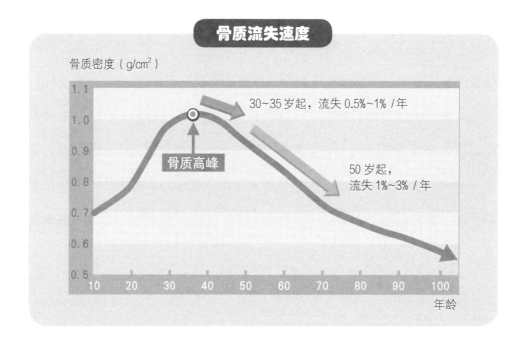

骨质流失速度

骨质密度（g/cm^2）

30~35岁起，流失 0.5%~1% /年

骨质高峰

50 岁起，
流失 1%~3% /年

年龄

骨质疏松的成因

骨质疏松的原因跟许多疾病一样，分为原发性和继发性。

● 原发性：老年性骨质疏松症、女性停经后骨质疏松症。

● 继发性：服用某些药物（如类固醇、质子泵抑制剂）、生活习惯因素（如钙质及维生素D摄取不足、缺乏运动）、内分泌失调（如甲状旁腺功能亢进、肾上腺皮质激素过多）、其他（如癌症骨转移、类风湿关节炎）。

女性雌激素可以减缓骨质的流失，有"保骨"的作用，因此停经前的女性较不易有骨质疏松的问题。但停经之后的女性因雌激素急剧减少，骨密度容易快速下滑，需特别注意。

骨质疏松，有这些可怕的后果

骨质疏松"本身"可能没什么症状。但骨质疏松后续的骨折以及相关伤害，却容易使得患者卧病在床，甚至一病不起，因此要非常小心。骨质疏松+跌倒可以说是很可怕的！对于老人家而言，家里具备帮助行走以及防滑的辅具绝对是必要的。

骨质疏松后续的骨折以及相关伤害

1. 髋关节骨折

开头案例中的股骨颈骨折，就是髋关节骨折中常见的例子。手术治疗常需使用钢钉固定，或是人工关节置换。住院期间因长期卧床而容易有并发症发生，例如伤口感染、肺炎、肺栓塞等都会增加死亡风险。

◆ 髋关节骨折绝大多数都因跌倒而产生，是老年人最常见的骨折之一。

◆ 髋部骨折常造成巨额的医药费以及社会支出，病患更可能因此而一病不起。除了预防及治疗骨质疏松，在老人家容易跌倒的地方如厨房、浴室、阶梯等处，都必须加装防滑地毯或扶手等防护措施，这样才能更好地预防意外的发生。

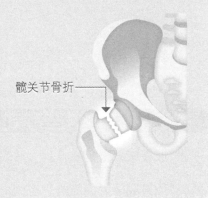

髋关节骨折

2. 脊椎骨折

　　人体的脊椎支撑着上半身的重量，因此若患有骨质疏松，脊椎就容易在病患走路、跑步而不断受到垂直力量冲击的情况下，产生压迫性骨折。

　　◆ 腰椎因为承受人体最大的重量，因此是压迫性骨折的好发之处。许多老人家身高变得越来越矮且身体无法伸直，压迫性骨折就是最主要的原因，此外脊椎骨折也容易造成背痛、脚麻等症状。

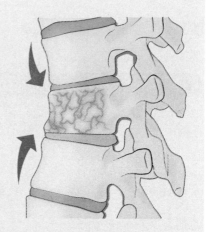

3. 手腕桡骨骨折

　　桡骨骨折相对轻微，常因绊倒或是跌倒时以手掌撑地而发生。

　　◆ 桡骨骨折常以石膏加上外固定器治疗，在三种骨折中造成的影响相对小，但仍应多加预防。

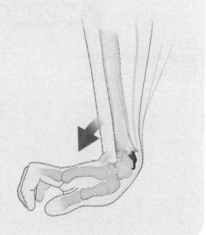

赶快行动，这些方式可以预防骨质疏松

　　一旦骨质疏松造成骨折，后续的治疗与复健就会变得十分辛苦，且会对生活品质造成极大的影响！也因此，事前的预防才是最重要的关键。

预防骨质疏松及相关伤害，你可以这么做

◆ 摄取足量的维生素 D 以及钙质。大众平均每日摄取的维生素 D 以及钙质未达建议标准时（为1200mg钙质以及800IU维生素D），可补充富含这些营养的食物（如奶制品、小鱼干），亦可考虑补充钙剂。

◆ 多晒太阳及运动。前者可以帮助人体合成维生素D；后者除了有加强骨质密度的功效，更可以增加肌力与平衡感，预防跌倒。

◆ 维持适当体重，因过重会增加骨质疏松及骨折的风险。

◆ 戒烟少酒。研究已证实抽烟会显著降低骨质密度。

◆ 家中需有适当的辅具以及防滑措施，避免长者跌倒。

◆ 咨询骨科医师，定期接受骨密度检查。若诊断出骨质疏松，可考虑使用长效骨质疏松针剂。

市面上钙片那么多，该怎么挑选

由于大众于饮食中摄取的钙质以及维生素 D 普遍未达建议标准，因此营养品的补充也是值得考虑的选项之一。其中维生素 D 常常添加于钙片中，因此不需特别挑选。但是钙片就有许多种类了。究竟在这么多产品之中，该怎么选择才是最好的呢？

详见下页表格的四种钙片成分中，以磷酸钙最接近骨质成分，唯其被归类在药品级，较不易取得。而柠檬酸钙吸收率佳、副作用少，是大众购买营养品时不错的选择。

常见钙片种类成分大比较

成分	柠檬酸钙	醋酸钙	碳酸钙	磷酸钙
含钙比例	~ 20%	~ 25%	~ 40%	~ 40%
优点	◆吸收不受胃酸多寡影响，胃部手术患者可用 ◆柠檬酸根可降低肾结石发生率	◆吸收不受胃酸多寡影响，胃部手术患者可用 ◆醋酸根可与肠道的磷结合，减少吸收	◆含钙量高 ◆取得容易，为最常见的钙片种类	◆含钙量高 ◆磷酸钙为最接近骨骼的钙片成分 ◆无胀气的副作用
缺点	◆钙含量偏低	◆含钙量偏低 ◆需跟食物一起服用（饭中服用） ◆气味不佳	◆易产生二氧化碳而导致胀气 ◆会中和胃部酸性，影响钙的吸收 ◆老年人、孕妇、胃酸不足、易便秘者不建议使用	◆肾衰竭病患不建议使用，因可能导致高血磷
产品类别	食品级 / 药品级	药品级	食品级 / 药品级	药品级
药品级适应证	肾性骨发育不全症	肾衰竭末期的高血磷症	制酸剂	针对钙与维生素D缺乏，如骨质疏松症

（资料来源：台湾大学医院骨科 洪立维医生）

 用药补给站

　　维生素 D 可以帮助钙磷的吸收，因此摄取足量的维生素 D 与摄取钙质一样重要。

十大死因之首：
恶性肿瘤（癌症）

案例：W先生今年62岁，是一位退休工人。平时没什么运动习惯，饮食也常常以速食食品为主。最近他在电视上看到免费癌症筛查的广告，想说既然免费就去做做看。没想到大便潜血呈现阳性，医生马上安排了大肠镜检查。大肠镜及切片检查结果确诊为大肠癌，须接受手术治疗与后续的化疗。W先生一时无法接受，因此自行在外寻求坊间"名医"的治疗，并花了大钱购买"排毒餐""神仙水"等偏方。6个月过去了，W先生除了觉得肚子越来越胀，还观察到自己眼睛泛黄，并开始有呼吸困难的感觉。他赶紧回到半年前的医院求助，医生安排CT检查后，赫然发现肿瘤已经快将W先生的大肠整个阻塞，还伴随肝脏、肺脏等全身多处的转移，可以说已经是癌症末期。

上述的故事是每位肿瘤科医师心中的无奈。许多患者被诊断癌症时都相对初期，却因为害怕癌症的正规治疗，而错失了治疗的黄金时间。等到发现不能再拖下去的时候，却为时已晚。

为什么会得癌症？古代人很少有这种病啊

之前向大众及网友进行癌症科普的时候，最常见的问题之一就是

"癌症是怎么形成的？"首先读者们要弄清癌症以及肿瘤这两个名词间的关系。

肿瘤 vs 癌症

● 肿瘤=细胞不受控的生长：然而过度生长的细胞不一定会主动侵犯身体的其他正常组织，因此肿瘤又可分为良性肿瘤（不会主动侵犯其他组织）以及恶性肿瘤（具主动侵犯的特性）。

举例而言，如果一个人被诊断出肺肿瘤，那还不需要太过紧张，因为肿瘤有分成良性及恶性。良性的肺肿瘤预后佳，因为不侵犯其他组织，因此手术将其拿掉即可治愈；但如果确诊为恶性肺肿瘤（肺癌），首先会做检查确定其侵犯程度。若非初期肺癌，除了手术，常需要搭配其他治疗，如化学及靶向治疗，预后相对不好。

● 癌症=恶性肿瘤的代名词。

● 癌症的成因：跟许多疾病一样，癌症的成因也可以分成先天因素以及后天环境因素。

1. 先天因素：先天因素就是所谓的基因，白话一点就是体质。人体内有许多跟抑制癌症或促进细胞生长相关的基因。如果抑制癌症的基因不表达，或是促进细胞生长的基因过度活化，都可能导致细胞不受控制地增长，形成肿瘤。先天因素这方面是我们比较难以干涉及控制的。

2. 后天因素：后天因素最重要的两项，就是细胞分裂次数以及致癌物质的接触。人体内的细胞为了汰旧换新，每隔一段时间就会进行细胞分裂，以制造出新生代的细胞。

然而在细胞复制 DNA 的过程中可能会出小差错，有些小差错可以被修复，有些则无法被修复。随着年龄增长，细胞经历的分裂次数越来越多，差错累积到一定程度，便可能影响到抑癌基因的表现、或是过度活化促进细胞生长的基因，而导致肿瘤的产生。

肿瘤的产生

致癌物之所以致癌，往往是因这类物质会破坏细胞 DNA，造成基因突变，一样会使得抑癌与促癌的基因表现失衡，形成肿瘤。

抑癌基因与促细胞生长基因需达到平衡，细胞才会受到调节的正常生长。一旦抑癌基因失去效果，或是促细胞生长基因过度活化，都会造成肿瘤的产生。

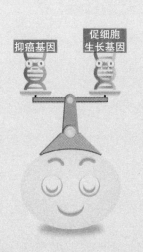

细胞生长受到调控（正常细胞）

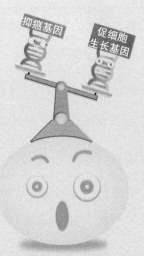

细胞过度增生（肿瘤）

得了癌症，我还有救吗

许多人将癌症与绝症画上等号。我可以很明确地说："这已经是太过时的想法了。"近几年科技突飞猛进，智慧型手机、智慧家居、虚拟现实等，将人类生活的便利性往上拉了一个层次，而医学的进步也不例外。对于癌症，除了较为传统的手术切除、化学治疗、放射治疗外，还有近十年热门的靶向治疗以及免疫治疗等。可以说对于癌症，医生有越来越多的强力武器可以使用。

虽然针对癌症的武器越来越多，但除早期癌症可用手术直接切除，较晚发现的癌症往往需并用多种疗法才有最佳的效果。在开始治疗前，主治医师都会先拟定计划，并向患者及家属清楚地说明与讨论。

解开迷惑：原来每一种癌症都不一样

这也是大众常有的迷惑之一：认为每种癌症都是相似的，这是极大的误解！每一种癌症的形态学、基因突变位点、恶性程度，以及对治疗的反应都大不相同！举例而言，鼻咽癌对于化疗及放疗非常敏感且有效。即使是第3、4期这类较严重的鼻咽癌，经历完整的放疗化疗，预后常常相当不错，甚至有痊愈的可能。而例如肺腺癌就是对化学治疗较不敏感的癌症。如果已到了3、4期，除了化疗，可能还要依情况搭配靶向或是其他治疗，才能控制得较好。因此虽然都称为"癌症"，后续治疗的反应及预后却是各不相同的，这是相当重要的概念。

问：常见的一级致癌物有哪些？

答：世界卫生组织将致癌物分成一级到四级，分别为确定致癌、可能致癌、不确定致癌、及可能不致癌。因此避开一级致癌物是预防癌症的关键！日常生活中常见的一级致癌物如下。

◆ 烟草　◆ 酒精　◆ 槟榔　◆ 砒霜　◆ 石棉

◆ 黄曲霉素（常见于发霉的谷物或其制品）◆ 空气污染

◆ 中式咸鱼、加工肉类（如培根、香肠、火腿、热狗）

※ 中式咸鱼以及加工肉类，因其制造过程常常加入亚硝酸盐防腐，但亚硝酸盐经过高温烹煮，或是在胃里等酸性环境，会与其他肉类中的二或三级胺结合，成为致癌的亚硝胺（nitrosamines）。已有众多研究证实，吃咸鱼和鼻咽癌、食管癌、胃癌的发生率呈正相关。

听说癌症的治疗，比癌症本身更可怕

许多老一辈的人常会口耳相传："化疗比癌症还可怕！隔壁王老先生得癌症时都还没事，没想到化疗几次后身体越来越虚弱，最后就走了。我看化疗比癌症还要可怕好几倍！"听到这样子的说法，医生们总是会有点难过。

正所谓"好事不出门"，今天假设10个人得了癌症，有8位患者因接受治疗而获得良好控制，剩下两人因身体状况较差的关系而不幸逝世（而且癌症本身才是死亡主因）。那8个人绝对不会大肆张扬自己稳定的病情，但其余两位的家属便可能以自己所见，将"患者经过治疗后死亡"的观点散播出去，造成人心惶惶。

以我亲身在肿瘤科病房所见所闻，多数进来住院接受化疗、放疗、靶向治疗、免疫治疗的癌症患者，对于治疗产生的副作用都耐受良好。甚至有不少患者是住院进来进行了3～5天的化疗疗程，治疗没有什么不舒服，隔天就马上出院。固定在门诊追踪，亦有许多化疗药物因副作用较少，在门诊即可直接给予，病患没有住院的必要。因此癌症的治疗绝对没有大家想象中的可怕。

随着科技进步，新研发出来的抗癌药物常具备疗效佳、副作用较低的特性，真的不要拿数十年前的治疗经验自己吓自己。

问：癌症治疗的原理是什么？

答：了解治疗原理之前，先来谈谈癌细胞的几个重要特性。首先，癌细胞的生长不受正常的调控，因此会以非常快的速度分裂及扩张。第二，我们可以在癌细胞上侦测到使细胞快速生长的基因突变点，这些突变基因下游的产物会使细胞快速分裂成长。第三，癌细胞可以躲过免疫系统的攻击，使人体的自然防御失效。而针对癌症的武器，就是依照癌细胞的这几个特性所精心设计。

● 手术切除：将不正常的癌细胞直接切除，为癌症未扩散时最重要的治疗方式之一。依照一开始癌症侵犯的程度，可能手术后即一劳永逸，或是手术前后要搭配化疗等其他治疗方式。

● 化学治疗：化学治疗可以选用的药物种类非常多，它们共同的特点就是会杀死快速分裂的细胞，因此癌细胞就会成为化疗锁定的对象。但人体中亦有某些快速生长的正常细胞会受其害，例如血细胞、胃肠黏膜细胞、毛囊细胞等。因此化疗最常见的副作用有贫血、白细胞降低、出血、肠胃不适、掉发等。

● 放射治疗：又俗称放疗，一样是针对分裂快速的细胞所设计的治疗方式。跟化疗不同的是：化疗是全身性的作用，而放疗是局部在肿瘤生长之处照射辐射线，较不会有全身性的副作用，但照射处的正常组织仍可能受到损伤。

● 靶向治疗：靶向治疗的药物，是针对癌细胞上特定的基因突变所设计。抑制掉这些基因下游的产物，就可以阻止癌细胞继续生长。因此这类药物作用范围较为针对癌细胞，对于正常细胞的影响较传统化疗来得小。

● 免疫治疗：免疫治疗的药物可强化免疫细胞对癌细胞的辨识，进而使自身的免疫细胞清除癌细胞，是目前最新的癌症疗法之一。

面对癌症，你可以这么做

● 均衡饮食、规律运动、充足睡眠。良好的生活习惯是预防癌症的根本。

● 避开世界卫生组织公认的一级致癌物。与生活关系最密切的往往是饮食以及呼吸的空气。

● 了解自己家庭的癌症家族史。若有相关家族史务必特别注意，即早预防、定期筛查。

● 务必定期接受健康检查以及免费四癌筛查（详见第82页）。勿抱持鸵鸟心态，怕做了有发现就干脆不做。早发现、早治疗，对于癌症而言，第1、2期的早期癌，接受治疗的预后较佳，治疗的侵入性与副作用也相对小，因此切勿拖延。

● 若已被诊断出癌症，务必听从医嘱接受正规治疗。想要接受替代疗法或任何食补药补前，务必与您的医生充分讨论。

● 保持心情愉悦，并减少身心压力。好的心理状态对任何疾病的预后都有帮助。

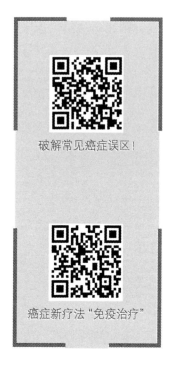

破解常见癌症误区！

癌症新疗法"免疫治疗"

💗 **有用的医学知识：** 癌症要理智选择替代疗法

　　接受所谓的另类疗法、替代疗法并无不可，这些疗法往往可以跟正规治疗双管齐下。但是接受另类疗法却抗拒正规治疗，这就本末倒置了。本节开头的案例演示往往就是这样的结果。

与网友对话：癌症的现代医学观点

　　去年刚放出"破解癌症谜团"这部影片，就有网友提出以下的疑问。我想这个观点是很多不愿接受正规治疗的病患的观点，因此我也用心地回复，附在这边给大家参考。

网友发文内容如下

我很喜欢"苍蓝鸽医学天地"的影片，但我还是要讲出事实。

我身边的亲友确实靠改变饮食、调整作息，让末期肺腺癌消失不见。当然过程中吐了很多血块，整整花了3年多自行调养，然后改变以前错误习惯，最后去医院回诊时，癌细胞完全侦测不到。医生很难接受且非常惊讶："到底如何办到的？"

过程中根本不需要花到什么钱！而这些都是事实，也没必要骗你，因为说这些我也得不到好处，只是看不惯医院越盖越多，病人越来越多的趋势罢了。

而我自己以前也得了很多症状，容易心悸、淋巴结肿大、感冒。在过去我一直相信西方医学，吃了很多药，都是吃的当下有效，但没过多久又再次复发，反反复复，越来越严重。后来我告诉自己不能再这样下去，我开始看很多营养和健康方面的书籍，慢慢调整作息、改掉错误饮食，我的症状竟然不药而愈。而我现在已将近8年不吃任何一颗药，我的孩子从出生就完全没碰半颗西药。他现在已经7岁，非常活泼健康，几乎很少感冒，就算感冒不用一天就能恢复了。他过得很幸福，不像我小时候就被药物摧残。

179

在网络上还是能找到一堆靠食疗而让癌细胞消失，或者多活好几年的例子，这是不争的事实。只是对学了好几年西方医学的医生（尤其是学到非常专精的）来说，根本无法接受这样的事实，那又怎么可能拿这些案例当成治疗癌症的方法？

另外药厂只在乎他们生产的药有没有卖钱，所以他们希望癌症患者越多越好。他们会买断不赚钱的"食疗或调整作息的方法"来让病患恢复健康吗？别傻了，无法赚钱的生意，谁愿意做？他们要卖更多药、赚更多钱，然后继续研发各种新药！而药就是远离健康的东西，如果你们都健康，那药卖给谁？

重点还是那一句："如果治疗癌症，无法从中获得利益（不能赚钱），那势必没有医学院、医生或药厂肯拿来研究或治疗！更不用说会提倡这样的方法！"

人人都可以不花钱而恢复健康，重点是是否愿意做改变？既然以前的饮食和作息导致你患癌了，那就改掉以前的饮食和作息不就好了？去做以前不会做的事，比如以前大鱼大肉，现在以菜为主食，那你身体癌细胞自然无法存活，因为你的身体不再能提供癌细胞待下去的环境。健康真的很简单，只是被现代医学给复杂化了！这一切都是"利益"在作祟！

苍蓝鸽医生的回复

谢谢您回应"破解癌症谜团"这部影片的观点，您的见解的确也是很多不愿接受治疗的病患的观点，也感谢让我有机会能试着阐述现代医学治疗癌症的观点。在看这个回复前，还请您先将何谓"个案"、何谓"统计学上的有效"的观念稍微弄懂，接着我一一回复。

您提到"身边的朋友"以及"网络上很多人"靠着改变作息而治愈癌症。请问"很多人"是多少人？占了癌症病患的多少比例？临床上的确有不接受治疗，靠着自我调整而癌症却自愈的案例（也就是你提到，连医生也大吃一惊这种），但比例非常少，100个案例里不到一个，甚至更低。如果是这样，您还会觉得这样的案例"很多人"吗？之所以会一直强调统计学，强调比例，就是这个原因。

您看到的那些癌症自愈的案例，例如好几百人出来分享，因此您觉得很多。但这样的比例若只占全部癌症病患的1%，其余99%的病患对这种生活方式的调整都没效果，请问这样是很多还是很少？

接下来想聊聊您说的利益问题。我不知道是什么原因让您深信这种阴谋论，即绝大多数的医生为了钱，置病患健康于不顾，就为了帮药厂赚钱，帮自己赚钱。我不会否认医生中有毒瘤，但那只是少数，且毒瘤各行各业都有，并不是医生的专利。

我在医院期间，看过多少医生前辈们忙碌地照顾病患，即使下班时间也在查询文献，只为了让手上的病患早一点出院。他们这么做会得到更多收入吗？开更多药就能拿到更多钱吗？并不会，有时候连多问病患一些问题想了解状况，还会被投诉医生太啰嗦呢！

　　药厂的利润的确很高，原因单纯是因为："人命无价。"只要有效，再贵的药物都有人愿意买单。而且为什么药厂赚钱就要被质疑？药厂是公司，不是慈善机构。对于这种"为了赚钱而让人类生病"的阴谋论，我只能建议您思考看看，为什么自己会有这样的想法。是亲眼目睹药厂跟医生勾结的现场呢？还是只是看了某些阴谋论的文章或言论，自此就深信不疑？希望您能亲自去寻找这些说法的证据来验证您的观点。然后也建议您，有空到医院的一线科室看看，例如急诊、内外科。看看这些天天忙碌的医生们，每天的生活是怎样，是如何的为病患尽心尽力，希望大家早点出院。相信了解这些医生的生活后，您会发现这种赚钱阴谋论不过是外行人写的文章。

　　至于"科学文献"以及"研究成果"可不可信？我不知道您是不是理工背景，如果是的话，要知道发表一篇论文是多严谨、多困难的事。要证实一个治疗（例如化疗）有效，并让这种疗法成为癌症的标准治疗，更是难如登天，背后需要经过多少专家学者的检验，绝不是几个药厂就可以左右的。君不见前阵子发生论文造假事件，一经发现论文立刻被下架，还引起国际哗然，认为是学术界的污点。在这种学术氛围下，怀疑药厂或某些利益团体可以在背后操作，真的可以说是多虑了。

最后，来聊聊"癌症可逆性"这个误区。请您先思考一个问题："老化是不是可以逆转的？"如果你认为"无法逆转"，那很抱歉，您等于间接回答了癌症的不可逆性。为什么会得癌症？"老化"就是最重要的因素之一。四十岁前会不会得癌症？会，可是很少，因为癌症就是跟老化有绝对的关系。

人类体内的细胞终生会不断地汰旧换新，在细胞分裂的过程中，偶尔会出现一些小差错，绝大多数差错都可以被修复。但是当人越活越久，细胞分裂次数累积越多，出的小差错也会增加，若再加上环境中的致癌物，便容易造成细胞基因不可逆的出差错，一旦基因出错造成细胞不受控制的生长，癌症就发生了。

知道了癌症发生的原因，您就可以推理得知：要让癌细胞逆变回正常细胞，是几乎不可能的事。这种经年累月的基因出错，根本原因就是老化（你看那些人均寿命不到50岁的国家，根本没多少人得癌症）。既然老化不可逆，那癌症当然也不可逆，也因此才有各种疗法被发明出来，试图要灭掉这些不可逆的细胞。

所以如果说现代医学是在做逆天的事情，我完全不否认。在以前没有抗生素的年代，一个感染就可以带走一个年轻人的生命；在化疗还没发明的时代，癌症能活超过3年已经是奇迹，现在则是比比皆是。因此如果您还认为化疗是在杀死病人，请去查一下化疗发明前，癌症患者平均寿命，然后跟化疗发明后的平均寿命做个比较，心中自然会有答案。

当然会有极少数患者（比例上而言）能够靠着改变生活方式而自愈，再强调一次，那是个案。以上，希望能让您了解癌症的现代医学观点。希望能让您从不同观点看事物。

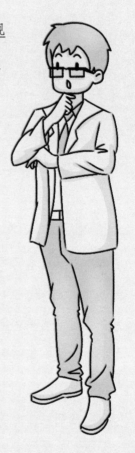

第四章

医保制度下的聪明就医

医生挂号、治疗相对便宜的收费、极短的看病时间、人满为患的大医院等医疗问题不可否认是目前现实的一种情况。

本章将会讨论一般大众的"名医误区"有多严重？关于药物及自费项目，患者该注意什么，才不会花冤枉钱？而看诊前又要做什么准备，才能与医师做最有效的沟通呢？

小病看诊所，大病看医院

每个人心中的"名医"，其实大相径庭

许多大众看诊时喜欢找"名医"，即使名医的求诊号难如登天，也要无所不用其极地挂到才安心。老实说我不是很理解这种心态，就跟我无法理解为何只要有什么国外的名店来本地开张，开幕前几个月的店门口总会充满排队的人潮，等个2～3小时就只为了吃顿正餐（重点是排队名店也未必真的比较好吃）。国人喜欢"跟风"的习性，或许也助长了医疗上的"名医误区"。

老实说，名医之所以有名，一定有其独到的地方，却很少有病患愿意深入去了解背后的原因到底是什么。是因为医术精湛所以有名？因为对病患很有耐心所以有名？还是因为学术地位很高（比较好理解的说法就是"发了许多优质的论文"）所以出名？或是以上都没有，但因为很会推销自己，加上媒体炒作而具有名气呢？以上这些都可以是"名医"形成的原因。

当然有人会有疑问，难道以上这些特质"名医"不能全包吗？自然是有可能。但是每个人一天都只有24小时，既要不断进修增进自己的医术，又要精进自己的沟通能力，对每位病患都很有耐心地解释病情，门诊从早看到晚，再来还要每天花时间研究与写论文，相信看到这里的你应该就知

道，虽然不是不可能，但是难度十分得高。

有些患者可能上网找到了某位"手术技术精湛"的名医，因此满怀期待地前往看诊，却被该医生以几句话就打发离开，因此患者心生不满。其实追根究底起来，不过就是这位患者没有事先想清楚"自己到底想要看哪种属性的医生"。

如果你不在乎医生跟你的互动，只在乎自己的疾病会不会被治好，那么"医术佳"的医生自然是不二人选；如果相较之下，你更在乎内心有没有被医生呵护到，医生是否有问必答，那最好去找"有耐心"的医生挂号（但这类医生通常都要等非常久，最好要有心理准备）；如果你对前两者都不在意，你比较在意医生学识是否渊博，是否可以跟你大肆闲聊癌症的细胞分子生物学，那么找"学术派"的医生看诊就是最合适的了。

笔者要再强调一次，当然也有数种特质都兼备的医生，但因为一天就只有 24 小时，看诊病患又多的情况下，要兼具每种技能自然是有难度。我曾经遇过这种万般特质兼具的资深医生，但这往往是牺牲了许多与家人相处的时间换来的成果。

问：　"医德"到底是什么？

答：现在许多大众喜欢骂医生"没医德"。在我看来，"没医德"这件事情，不过就是找的医生不符合自己的期待而已。例如一名想要医生嘘寒问暖的病患，如果找了一位"医术"技能点满的医生，问诊后马上给出正确的诊断，开了药并将其打发走。这位病人虽然疾病被治愈了，仍然会觉得医生"不太有医德"。

反过来说，一位赶时间的病患，如果走进了"嘘寒问暖"技能点满的诊所，那么这位医生的关心与问候，对于这位病患而言，反而就变成"看不出来我很忙吗？真没医德"。

所以做个小结，与其一味选择"名医"，不如先搞清楚"自己需要什么样的医生"，然后根据自己的需求去选择适当的医生看诊，如此才会有最佳的看诊经验与结果。

♥ **有用的医学知识：** 怎样选对医生

如果以游戏的概念来表示的话，就是每位医生都有固定的技能加成点数（举例来说一共有10点）。这些技能点数要分散在医术、沟通技巧、研究、教学、家庭等。要怎么点这些技能全凭医生个人意志，医生 A 可以把点数全部灌在医术上面；医生 B 可以把 5 点放在医术，3 点用在沟通，2 点用在家庭；医生 C 可以把 9 点放在研究，1 点放在教学等。不同的点数组合就会造就不同特质的医生，这是医生的选择，没有任何对错之分。

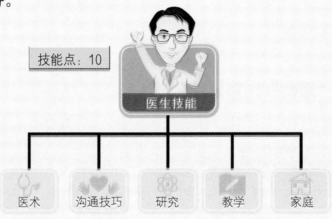

就医关键 5 分钟：
患者如何有效就诊

　　相信"等了半小时，进去诊间却只有5分钟"是许多人看医生的经验。许多人会因此而抱怨，却很少人会再进一步想：如果一个人看5分钟，我都要等半小时了；那一个人看15分钟，岂不就等到天荒地老？如果像牙医治疗病患一样，每个人20分钟起跳，那恐怕连诊所都要走向全面预约制度，届时身体不适而临时想加号都有困难。

患者如何有效就诊

　　医院及部分诊所的门诊流量非常高。一个早上、下午或晚上门诊，病患数量动辄三四十人。简单的算术就可以得知：每位病患5分钟，就至少150分钟，也就是快3小时的看诊时间。如果一位病患看10分钟，看诊时间就会超过5个小时，也因此早上的门诊常看到下午，下午的门诊常看到晚上。患者等到不耐烦，医生更是身心俱疲！

　　面对这样的医疗现状，老百姓该怎么办？我的建议是：找到自己信任的社区医生，固定回诊，减少"逛诊所""逛医院"的频率。会给这样的建议，可以从几个层面来谈。

　　第一，长期固定看相同的医生，医生会对这位病患的身体状况有较佳

189

的掌握度。

第二，由于建立起信任关系，双方会有比较好的互动，对于患者的疑问也比较会详细解释。

第三，有些疾病一开始并不容易诊断出来，例如初期的阑尾炎（俗称盲肠炎，详见本书第2.3节，第113页），肚子痛的症状跟胃肠炎类似，并不容易准确判断。因此若患者吃了几次的药没有好转而回诊，原本的医生就会升起警戒心，往其他症状相似的鉴别诊断思索，因此正确诊断的机会便大大提升。但如果对第一位医生不信任，而改找其他医生的话，第二位医生因为不了解疾病一开始的表现及治疗反应，变成一切又要重新检查，对病患未必是较好的选择。

与医生对话的重点：这些资讯务必让医生知道

在美国，一位医生可以花上 20 分钟以上的时间诊察病患。数年前在美国实习的时候，我曾跟过一位资深神经科医师的门诊，第一次见习国外医师门诊的所见所闻令我大感不可思议。

首先，诊间的护理师会先请病患前往诊间等候，诊间里是没有医生的。医生一到约定时间，会从办公室前往诊间诊治病患。见到病患后首先是美国式的嘘寒问暖，接着医生并不会直接切入问诊，而是跟患者聊聊最近的状况如何，工作还好吗？家庭关系是否和睦？会不会感到庞大的压力之类？接着才会开始询问患者有什么不舒服，之前的服药情形以及过去病史等。

事后我与主治医师闲聊的过程中，才惊觉这些看似普通的"闲话家常"其实是大有意义。医生可以从闲聊中，旁敲侧击得知病患的生活状态是否健康，是否都有依照医嘱服用药物，最近是否有其他因素（例如压力）会让患者的病情恶化等。而在悠闲聊天的过程中，也可以自然而然地拉近医患关系与信任感。

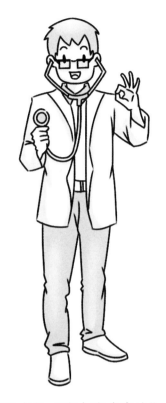

但在现有的医疗体制下，这样冗长的"聊天式问诊"自然不适用。然后在时间极有限的情况下，又必须要收集足够的资讯以利正确的诊断，因此常会造成医生对于患者没有重点的"流水账式表达"感到不耐烦。以下就是"流水账式表达"的例子。

门诊时，对不上频率的口述

1　医生：你的腹痛多久了？
　　患者：痛好长一段时间了。

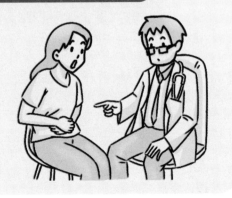

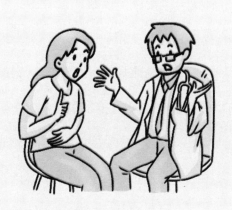

2 医生：多长的时间？
患者：好几个月了。

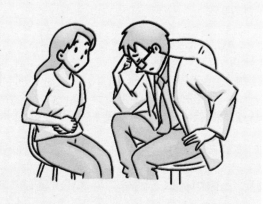

3 医生：2个月跟11个月都是好几个月，到底是多久？

　　"医生啊，我大概 1 个月前吃了生鱼片，我怀疑那个生鱼片不太干净啦，吃完肚子不太舒服，不过隔天就好了。接着是1个礼拜前啦，我朋友说她得了肠胃型感冒，上吐下泻的，她吃了药之后较前好转，现在开始能吃一些正常的东西。啊我也不知道是不是被朋友传染的，最近几天又觉得肚子不太舒服，是没有到拉肚子的程度，可是大便就比较稀，医生啊！我是不是被传染肠胃型感冒了？"

这段冗长的流水式描述，其实医生想要听的重点就只有："肚子不舒服合并稀水便，持续X天（患者没提到精确数字），疑似有接触史。"

但是一般人不了解医学训练的逻辑，医生又没有足够时间与患者百般闲聊，因此常发生病患说话说到一半被医生打断的情景（这又是一个常见的"没医德"事发现场）。久而久之医患关系逐渐紧张，也是可预期的事了。

那么看诊时，到底该提供哪些资讯，才会最对医生的频率，进而协助医师做出最迅速正确的判断呢？请参考下列的问诊资料清单。

问诊信息清单参考

每位医生问诊都有不同的方式与风格，但基本上都是为了要获取以下重要信息。

- 主要症状：例如上腹绞痛。
- 持续时间：已经持续3天了（注：信息越精准越佳）。
- 期间变化：这3天来越来越痛。
- 诱发因子：疑似被他人传染。
- 加重因子：饭后会更痛。
- 缓解因子：少吃东西就会改善。
- 伴随症状：恶心、呕吐、拉肚子。

关于主要症状的部分，医生常会询问相关的信息，例如疼痛位置、疼痛频率、疼痛强度、疼痛性质、疼痛是否转移等。而除了这次疾病本身，有以下信息也务必主动让医生知道。

193

- 重要家族史
- 重要过去病史、住院史
- 目前用药
- 药物过敏史
- 烟史、酒史
- 近 3 个月特殊旅游史、疾病接触史

※ 贴心提醒：这个表格并不是要读者记起来，而是传达"医生到底想要听什么"的概念，在就诊前只要稍微整理相关信息，再顺着医生的提问给予相应的回复即可达到医患良好的沟通。

西药安全吗？
吃多了会不会透析

　　"西药"的安全性一直是许多人在乎的议题。坊间更是有许多似是而非的说法，例如"西医（药）治标；中医（药）治本""有病治病，没病强身""一颗对乙酰氨基酚会累积在身体里20年"等，可以说是不胜枚举。这个章节，就是要为读者剖析西药的秘密。究竟临床试验怎么做的？吃西药要特别注意什么？药物过敏会有哪些症状？种种问题都可以在此小节得到解答。

西药如何研发制作？药物的临床试验简介

　　药物从被科学家以理论构想出来，到真正开始制作、进入动物实验、临床试验、最后真正能够上市，往往长达10年以上的时间。而过程中就以失败告终的药物更是不计其数。以下举个例子让大家更容易理解。

　　有史以来最大规模的阿尔兹海默症临床试验新药"intepirdine"三期临床试验失败。2017年9月26日宣布此消息后，Axovant 公司股价重挫70%，蒸发18亿市值美金。

　　一个新药的研发非常不易。除了一开始的动物实验，还要通过第一期到第四期的人体临床试验。每一期试验常会耗时数年的时间，因此一个新药从开始研发到最后核准上市，超过10年是家常便饭。

以上还是新药有研发成功上市的状况，更多的情况就如上述案例一样，在试验的途中就以失败收场。文章所述的"第三期"试验是什么意思呢？此阶段为将新药跟原本治疗阿尔兹海默的药物做比较，因为相较于传统药物并没有更加有效，因此试验以失败告终。而第一期到第四期的临床试验又在干吗呢？补充如下。

第一期	第二期	第三期	第四期
确定药物的安全性	确定药物疗效，并监测不良反应	确定新的药物是否比传统的标准治疗更佳	药品上市后，评估长期使用该药物是否会产生慢性副作用

简单来说，通过前三期试验则药品得以上市，而第四期为对于上市药品的评估。若上市后因为使用人数增加／使用时间增长而发现之前未发现的严重副作用，则会将药品永久下架。与各位详细说明试验的流程就是想表达：市面上那么多国家药品监督管理局核可的药品，背后其实都经过无数的临床试验与努力，安全性与有效性也是一再的通过评估，才得以继续留在上市药品清单中。

许多反对现代医学的人总是对西药很反感，认为药物不过是药厂对世人的"玩弄"。认为药厂神通广大，可以买通国家食品药品监督管理局，可以买通世界上的权威医生、药师与临床研究人员。笔者听了也只是笑笑，只要这些人对药物研发的过程有那么一点点了解，就不会从口中说出这种话来。

话虽如此，药品仍旧是药品，虽然安全性通过验证，仍必须听从医嘱，针对疾病对症下药才能达到其最佳效益，与大家共勉。

你吃进胃里的药，竟然比糖果便宜

讲到药物，自然要涉及"药价"的议题，而这个又要从药物的"专利期"说起。一般而言，一个"新研发"出来的药品，受专利保护的期限为10～12年。在这段保护期限内，其余药厂不得仿制相同成分的药品。也因此开发出新药的药厂等同于独占这个药品的市场，新药的价格也会因此居高不下。"发明"此药物的厂商所制作出来的药品，我们称之为"原研药"。

而等到专利保护期过去，世界上其他药厂便可以依样画葫芦，开始制作成分相同的药物。这类非原药厂制作出来的药品，我们称之为"仿制药"。"仿制药"跟"原研药"比较起来，主要成分会是相同的，但制作过程及制作时添加的佐剂可能会有所不同。"仿制药"在通过主管机关认证有效后，就可以上市。此时由于市场开始遭到瓜分，不论是"原研药"或是"仿制药"的定价都会大幅下滑。即使如此，"原研药"因为制作经验最为丰富、也最具口碑，其定价通常还是显著高于"仿制药"。

于我而言，西药其实是安全性极高的药物，因其接受过临床试验，以及无数科学家与病患的检验。现今市面上也有越来越多的"科学中药"强调本身经过纯化与验证，越发讲究科学化的医疗将成为现代医学的主流。

3分钟了解西药临床试验

药物的"学名"及"商品名"差异

各位如果仔细去研读药品包装，常常会找到两种名字。一个是代表药物成分的"学名"，一个则是代表药品本身的"商品名"。举例来说，市面上常见的抗组胺药"阿特拉"，其实就是商品名"Raltiva"的直译，而药品组成成分是"非索非那定（fexofenadine）"，为一种第二代的抗组胺药。

"阿特拉"其实就是非索非那定的"原研药"。由于这种药品专利期已过，因此有许多厂商也制作相同成分（皆为非索非那定）的药品投入市场竞争，但就会使用不同的"商品名"，这类药品就是刚刚提到的"仿制药"。

简而言之，如果是单一处方的药品，"学名"（成分）只会有一种，而"商品名"却可能有好多种。因此与医生沟通用药史的时候，使用"学名"（成分）是较为适当的。

为什么新药要有"专利期"的设计呢？其实这个制度的缺点很明显：新药因缺乏竞争对手，因此常常是天价，唯有钱人才用得起。但这个制度也直接鼓励了新药的研发。新药的研发往往须耗费许多的人力物力及财力，若没有专利期的制度，新药的投资绝对是吃力不讨好。在厂商都不愿从事新药研发的情况下，医学的发展也会大受影响。

药物千万不能跟这些食物一起吃

药物进入人体后，常会需要肝酶的代谢。唯有这些酶的活性正常，药物才能以正常速度排出体外。

而柚子跟葡萄柚均是芸香科（rutaceae）柑橘属（citrus）的水果，两者都含有类黄酮（flavonoid）的成分。这个成分会抑制肝脏内特定酶的活性，特别是 CYP3A4 这个酶。这个酶被抑制会发生什么事吗？一般而言不会，但如果你有在服用特定药品（如下表），就可能会出大事。

简单来说，这些药品主要就是经由肝脏 CYP3A4 这个酶来代谢。若此酶的活性被抑制，药品便无法正常被代谢出体外，因此在体内的浓度就会大幅上升，产生平时不会发生的严重副作用。

除了柚子、葡萄柚等柑橘属的水果，也千万不要用咖啡、茶、果汁、可乐、牛奶等饮料送服药物，这些饮品都可能降低药物的疗效，或增加副作用的产生。服药时，建议以温开水为主。不但不会有交互作用的产生，温开水亦有助于药品溶解与吸收。

药物不能跟这些食物一起吃

分类	举例	与柚子或葡萄柚并用结果
降血脂药	atorvastatin（中文名：阿托伐他汀） lovastatin（中文名：洛伐他汀） simvastatin（中文名：辛伐他汀）	可能导致肌肉病变、横纹肌溶解症、甚至急性肾衰竭
降血压药 钙通道阻滞剂	felodipine（中文名：非洛地平） nifedipine（中文名：硝苯地平） verapamil（中文名：维拉帕米） amlodipine（中文名：氨氯地平）	可能造成低血压及心跳过快，严重的可能导致缺血性心肌梗死
镇静安眠药	diazepam（中文名：地西泮） midazolam（中文名：咪达唑仑） triazolam（中文名：三唑仑） buspirone（中文名：丁螺环酮）	晕眩和嗜睡的风险提高
抗心律不齐药	amiodarone（中文名：胺碘酮）	可能加重心律不齐、心动过缓、低血压、充血性心力衰竭等
免疫抑制剂	cyclosporin（中文名：环孢素）	恶心、头痛、麻痹、抽筋、肾毒性等不良反应
抗癫痫药	carbamazepine（中文名：卡马西平）	嗜睡、头晕等副作用增加
抗凝血剂	warfarin（中文名：华法林）	出血风险增加，严重的可能导致内脏出血或脑出血

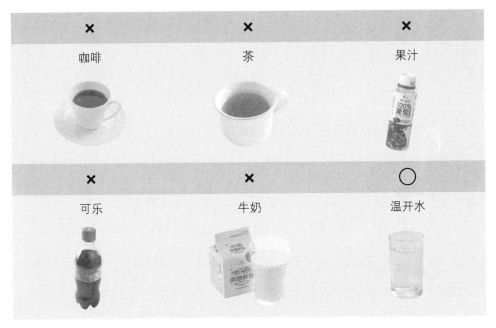

服药的 5 × 1 ○的原则

✕	✕	✕
咖啡	茶	果汁
✕	✕	○
可乐	牛奶	温开水

肝肾功能不佳，一定要跟医生说

　　许多药物需经由人体的肝脏或肾脏代谢。因此若肝脏或肾脏功能不好，药物在人体的代谢速度就会减缓，因此在血液中的浓度就会上升，进而加剧了药物的副作用。通过抽血检查就可以清楚地知道自己肝肾功能的好坏。

　　对于肝功能或肾功能较差的病患，药物剂量常需进行调整。例如原本早、晚各一颗，就可能改成一天一颗，甚至一天半颗（会依据肝肾功能指数决定），以维持药物在体内的最佳血液浓度。另一种调整方法是：若患者肾功能不好，则可以改用成分相似，但是由肝脏代谢的药品来取代，反之亦然，如此就不需担心血液浓度太高的问题。

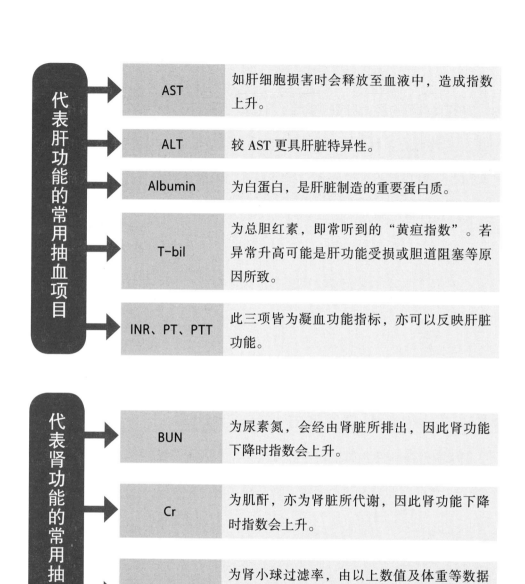

代表肝功能的常用抽血项目

AST	如肝细胞损害时会释放至血液中，造成指数上升。
ALT	较 AST 更具肝脏特异性。
Albumin	为白蛋白，是肝脏制造的重要蛋白质。
T-bil	为总胆红素，即常听到的"黄疸指数"。若异常升高可能是肝功能受损或胆道阻塞等原因所致。
INR、PT、PTT	此三项皆为凝血功能指标，亦可以反映肝脏功能。

代表肾功能的常用抽血项目

BUN	为尿素氮，会经由肾脏所排出，因此肾功能下降时指数会上升。
Cr	为肌酐，亦为肾脏所代谢，因此肾功能下降时指数会上升。
GFR	为肾小球过滤率，由以上数值及体重等数据计算而得。反映肾脏目前的工作效能，数值越高则肾功能越佳。

药物"伤肝""伤肾"吗

许多人将药物经由肝脏或肾脏"代谢"解读成药物会"伤肝伤肾"，这其实是天大的误解。拿"水"作比喻就清楚得多：水一样是经由肾脏"代谢"，但我们不会说喝水会伤害肾脏。因此药物也是同理，大部分常用药物经由肝肾代谢，并不会对器官功能造成负担。

当然的确是有具"肝毒性"及"肾毒性"的药物，例如特定止痛药服用过多，就可能对肝肾功能造成损害。因此服用药物时务必依照医生或药师的指示，如此就可以将风险降至最低。

至于常听到的"药物伤胃"一说，一般是针对 NSAID（非甾体类抗炎药）及类固醇。这类药物会影响胃壁的保护性黏膜，因此较敏感的患者常有胃痛、消化性溃疡等副作用产生。这类药物建议饭后服用或搭配胃药使用，以减少对肠胃的刺激。

吃完药发现对药物过敏，该怎么办

就跟食物过敏一样，药物过敏的严重度可大可小。轻者可能有些微的皮肤瘙痒，重者可能发生过敏性休克，不可不慎。对于药物过敏，你一定要了解以下两种最严重的状况，一有相关疑虑务必赶紧就医，不可拖延。

严重的药物过敏

（过敏性休克、Stevens-Johnson 综合征）

● **过敏性休克**：过敏性休克是所有过敏反应中最严重的一种。患者会因为肺部支气管强力收缩以及舌头、喉头水肿而呼吸困难；也会因全身性血管扩张而引发低血压、心律失常等表现，即刻危及生命。急救方式为患者或救护人员施行即刻的肾上腺素注射，以拮抗血管的过度扩张使症状缓解，再立即送医。

● **Stevens-Johnson 综合征（Stevens-Johnson syndrome, SJS）**：也叫重症多形红斑，是一种少见的严重型药物过敏，可能在服用药物后数天至数个月后发生。一开始可能只有类似感冒的症状，如发热、喉咙痛、头痛，接着会在皮肤出现钱币大小的标靶样病灶（如上图），面积会逐渐扩大，随后出现水疱，接着全身皮肤及黏膜会开始脱皮剥落，可能引发后续脱水、感染等并发症。如果未适当治疗及立刻停药，死亡率非常高。容易引发 SJS 的药物以抗癫痫、降尿酸药物多见，此外也有由中草药（如人参）引发的文献报告。

碰到药物过敏，请你这么做

　　药物过敏是医护与病患都不愿见到的。但就跟食物过敏一样，常常要真正发生后才知道原来这种药品碰不得。只要是吃进体内的东西皆有诱发过敏的可能，因此无论是食物、中草药、或是西药都需要注意。若是碰到药物过敏，建议如下处置。

◆ 立即停药，若症状严重务必赶紧就医。

◆ 尽量弄清是哪一种药物造成的过敏（可请医护人员协助），并请医疗院所清楚注记在医保卡以及病历系统上。

◆ 最好将会过敏的药物牢牢记着，以后看病时不忘跟医生清楚表达该药物的过敏史。

食物可以共享，但药物不行

诊间常有患者提问："我之前的药还有剩，能让我妈妈服用吗？她跟我都是类似的症状。"有些医生开具的处方药在患者好转后会有剩下，慢慢囤积了些药品在家里。

这些囤积的药品往往就成了"家人们"身体不舒服时的用药来源。这种没有经过医生或药师等专业人员的建议，就径自服药的做法，自然会有一定的危险性。

如果真的非服用他人药品不可的话，最好还是跑一趟药店或诊所，寻求药师或医生的建议。那如果家中有多余或到期的药品，想将药品丢弃的话，该怎么办呢？此时可千万别直接丢入垃圾桶！（详见下页）

过多的药物对环境也是一种破坏。因此切勿有"药拿越多越好"的心态。药物是拿来治病，不是拿来收藏的。如果觉得不需要某些症状治疗的药物，可以直接跟医生说；反过来说，如果医生叮嘱某几颗药物一定要吃完，也务必依照医嘱服用。精准使用药物才能对疾病治疗起到最佳的效果。

径自服用他人药物的风险

● 无法对症下药：因患者没有医疗背景，因此径自选择的药物没有对症下药，导致药品不但没有效，还可能对身体造成负担。

● 药物剂量有误差：药物剂量可能不对。若剂量不够则疗效不足，剂量过高则毒性增加，非常危险。

● 产生代谢问题：若服药者肝肾功能不佳，便会有前部分所详述的，药物无法正常代谢造成体内浓度过高的状况。

● 产生过敏问题：个人的药物过敏史不同，因此会有过敏的风险。

如何处理废弃的药品，药品回收 6 步骤

如果是非抗生素、抗癌药物或激素制剂，请你这么做。

❶密封
将剩余药水倒入夹链自封袋中。

❷清洗
将药水罐用水冲一下，将冲过药水罐的水倒入夹链自封袋中。

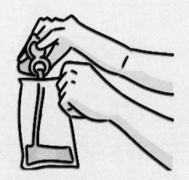

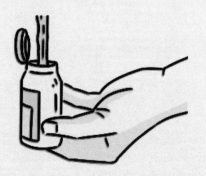

❸取出

将剩余的药丸从包装（如铝箔包装、药袋等）中取出，全部药丸集中在夹链自封袋里。

❹集中

把泡过的茶叶、咖啡渣或用过的擦手纸，和药水、药丸混在一起。

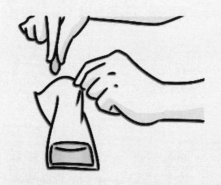

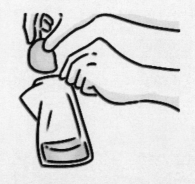

❺销毁

将夹链自封袋密封起来，随一般垃圾清除。

❻回收

干净的药袋和药水罐，依垃圾分类回收。

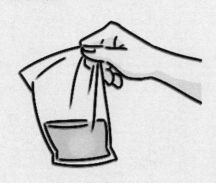

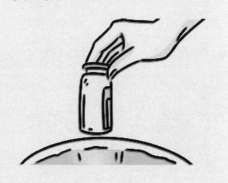

※ 如果是抗生素、抗癌药物、性激素制剂等对环境危害较大的药品，需拿回医院或药店，由相关医疗院所依"医疗废弃物"处理。

※ 如果不确定自己手上的药品是属于哪一类，建议还是将药物携至邻近药店或医疗院所，请药师协助处理哦！

1. 突然站起来眼前却一片黑？体位性低血压全攻略！
P11

2. 癫痫大发作的处置
P34

3. 扭伤的处置——大部分的人都做错了！
P36

4. 面对死亡，你会怎么选择？肿瘤科病房故事分享
P71

5. 胃食管反流如何缓解与预防？
P103

6. 胀气的发生及预防
P108

7. 抽筋的原因及预防之道
P117

8. 3分钟了解自身免疫疾病
P124

9. 如何战胜过敏？
P132

10. PM$_{2.5}$有多可怕？
P132

11. 发热会不会烧坏脑袋？
P140

12. 令人害怕的儿童高热惊厥
P140

13. 小孩子发热怎么办？
P140

14. 流感疫苗该打吗？
P147

15. "着凉"会不会感冒？
P147

16. 预防感冒，维生素D很重要！
P147

17. 为何感冒后，咳嗽总会拖很久？
P147

18. 鼻涕颜色的意义，你有想过吗？
P147

19. 失眠不吃药，就靠这几招！
P155

20. 单纯疱疹大揭秘！
P160

21. 带状疱疹懒人包！
P162

22. 破解常见癌症误区！
P178

23. 癌症新疗法"免疫治疗"
P178

24. 3分钟了解西药临床试验
P198